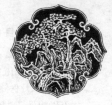

农村医疗保健丛书

乡村常用推拿疗法

（修订版）

刘光瑞　刘少林　编著

U0193975

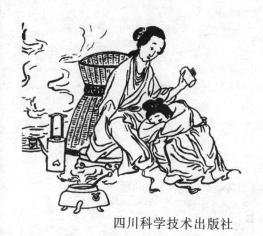

四川科学技术出版社

图书在版编目（CIP）数据

乡村常用推拿疗法/刘光瑞等编著.—成都：四川科学技术出版社，2010.12（2023.1重印）

（农村医疗保健丛书）

ISBN 978-7-5364-6139-0

Ⅰ．乡…Ⅱ．刘…Ⅲ．按摩疗法（中医）Ⅳ．R244.1

中国版本图书馆CIP数据核字(2010)第009817号

农村医疗保健丛书

乡村常用推拿疗法（修订版）

编　　著　刘光瑞　刘少林

出 品 人　程佳月
责任编辑　李迎军
封面设计　吴　强
责任出版　欧晓春
出版发行　四川科学技术出版社
　　　　　成都市锦江区三色路238号　邮政编码 610023
　　　　　官方微博 http://weibo.com/sckjcbs
　　　　　官方微信公众号　sckjcbs
　　　　　传真 028-86361756
成品尺寸　130 mm×185 mm
印　　张　7.5　字数　160　千
印　　刷　成都博众印务有限公司
版　　次　2010年12月第2版
印　　次　2023年1月第5次印刷
定　　价　68.00元

ISBN 978-7-5364-6139-0

邮　　购：成都市锦江区三色路238号新华之星A座25层　邮政编码：610023
电　　话：028-86361770

编写说明

　　《农村医疗保健丛书》是一套针对"农家书屋"专门编写的丛书,是四川科学技术出版社组织多家医药院校及各基层医务工作者倾力打造的精品图书。

　　本丛书共分5个系列,分别是"乡村草医草药系列"、"看图学推拿系列"、"孕产知识系列"、"医学科普系列"、"常见病用药知识系列"。共计五十多种图书。

　　本丛书内容的编写突出实用性和通俗性,其开本、装帧、定价均强调适合农村特点,做到让农民买得起、看得懂、用得上。为减轻和解除农民朋友因病致贫、因病返贫的现状贡献一份力量。希望本丛书能够成为农民朋友的良师益友。

四川科学技术出版社

2008 年 5 月

《农村医疗保健丛书》编委会

作者简介

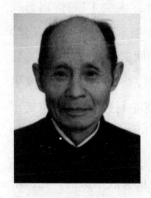

刘少林　中医研究员,世医之后,业医 50 余年,重庆中医少林堂创始人。擅长眩晕、脾胃病的治疗及刺血术。创立重庆神农中医药研究所,从事中医药理论研究及中医药保健产品的开发。历任重庆神农中医药研究所董事长、《实用中医药杂志社》编委、中华全国中医学会重庆分会理事等职。

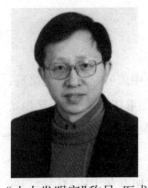

刘光瑞 中医副研究员,幼年随父习医,擅长中医药民间绝技的研究。发明创新获世界大奖4项,国内科技奖、发明奖28项。热爱中医药文化,创办了中国民间医药博物馆。拥有数万册古籍医书,获重庆市"十大藏书家"称号,创新专利数十项,获重庆市"十大发明家"称号,医术独特、医风淳朴,获重庆市"名中医"称号。

历任四川省基层卫生协会委员、重庆神农中医药研究所所长、重庆科普作协理事等职。

健采中國醫學傳統

發揚民間醫術特色

祝賀 劉少林 劉光瑞

賢父子著中國民間

醫學叢書出版成功

李克光

原四川省中医药研究院院长　李克光题词

序一

　　重庆刘少林先生是著名的民间医生,行医数十年,与其子刘光瑞先生在实践中积累了丰富的临床经验,收集了大量的流传于民间的单方草药,以及民间各种治病手法的一技之长。这些方药和技术,都是有价值的经验,只要掌握得当、对症下药、对症施术,即可获得奇效,有些小方也能治大病。刘少林先生编著的《乡村常见病草药方》、《乡村常用推拿疗法》、《乡村草药敷贴疗法》、《乡村常用小单方》、《乡村小儿常见病治疗图解》等书的问世,定能获得读者的赞赏。

　　我国民间医药学的历史悠久,扎根在民间,因此,几千年来流传于民间,未被刊行传世。由于社会与历史的原因,不知有多少民间特效良方良药和独特的施术方法失传了,这是一个重大的损失。现在尚存于民间的医学应多方发掘,使之传之于世,造福人民。

原卫生部中医司司长、中国民　**吕炳奎**
间中医药研究开发协会副会长

序二

推拿又称按摩,它是我国古代医学的物理疗法之一。由于推拿疗法在不紊乱人体生理节奏下,能促进和恢复人体生理机能,起预防、治疗、康复作用,特别在治疗方面,不少被其他医术视为痼疾、顽症而回天乏力的疾病,推拿医术常以其滴水穿石、以柔克刚的手法而创造奇功,所以深受病家欢迎。

我国早在2 000年前,名医扁鹊治愈赵太子暴疾尸厥之病,使用的便是推拿疗法。《汉书·艺文志》载:"黄帝时岐伯著按摩十卷。"可见推拿在我国古代已成专业。唐代太医署置有按摩博士及按摩师,在天宝年间,并将按摩术传入日本。明代初太医署亦将推拿专业列置13科中,至明代中叶,由于不为封建主所重视,该术遂逐渐式微,但因治病有效而广泛流传于民间。新中国成立后,推拿医学才得到了新生。

民间医生刘少林父子,响应国家振兴中医的号召,做了大量艰苦细致的工作,收集了流传于民间的各种推拿方法,综合整理编成《乡村常用推拿疗法》。该书内容丰富多彩,有一定的实用价值,从而丰富了我国推拿这一学科的内容,这是难能可贵的。愿作者在今后推拿医学的发展上,作出更多的贡献。

中国传统医学手法研究会常务理事
重庆市推拿研究会理事长　骆竞洪　　谨　识

前　言

推拿技术历史悠久,源远流长,它既是享有盛誉的一种古老的中医疗法,又是现代医学中一门年轻而有发展前途的医疗学科。推拿可以扶正祛邪,除疾疗伤,也可以延年益寿,美容健身。推拿颇受国内外人民的欢迎,是简而易行治病强身的独特医术。

推拿主要是通过术者双手调理患者内脏、经络、经筋、骨骼、皮毛等的生理功能,来补虚泻实,平衡阴阳,从而达到治病防病的目的。

随着我国中医事业的发展,近几年陆续出版了一些推拿医学书籍,但大多各持己见,未采纳民间的各种推拿手法。为了继承和发展民间推拿术,我们搜集了我国民间现存的各种推拿手法和理论观点,本着取其精华、去其糟粕的原则进行整理,力图使这些推拿手法和理论科学化、系统化、典型化,使它们为保障人民健康发挥更大的作用。

本书分上下两篇。上篇介绍了 15 种推拿术,包括十四经推拿、全身正骨推拿、经外奇穴推拿、经筋弹拨推拿、窍穴奇术推拿、民间急救推拿、民间小儿推拿、理血导气推拿、抓扯刮痧推拿、胸腹脏腑推拿、拍打捶叩推拿、外用药物推拿、民间气功推拿、子午流注推拿、保健强身推拿。下篇阐述了民间的五行辨证、以乱治顺、弹筋散寒、开窍通脏、以动传里、推痞捏积等理论。

本书承蒙原卫生部中医司司长吕炳奎老先生,中国传统医学手法研究会常务理事、重庆市推拿研究会理事长骆竞洪作序,以及我国部分省、市、县、镇的民间医生的大力支持,在此,表示衷心感谢!

由于我们水平有限和经验不足,书中不妥之处,敬请读者批评指正。

刘光瑞　刘少林

重庆中医少林堂

重庆市神农中医药研究所

中国民间医药博物馆

重庆市渝中区枇杷山正街 101 号

电话:023 – 63528755

传真:023 – 63527067

邮编:400013

目 录

上 篇

下　篇

上　　篇

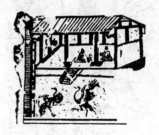

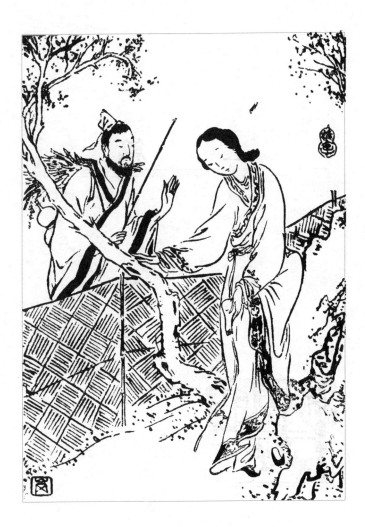

第一章　十四经推拿

十四经脉分:手三阴从胸走手;手三阳从手走头;足三阳从头走足;足三阴从足走胸腹;任、督脉连贯头、背、胸腹,沿正中线循行。

第一节　十四经

一、手太阴肺经

起于中府,止于少商。属肺,络大肠,循行手臂内侧。此经多气少血。

(一)常用推拿穴

中府、云门、天府、侠白、尺泽、孔最、列缺、经渠、太渊、鱼际、少商,共 11 穴(图 1)。

(二)常用特定穴(交汇处为列缺交商阳)

中府——肺经募穴　　　尺泽——肺经合穴

孔最——肺经郄穴　　　经渠——肺经经穴

鱼际——肺经荥穴　　　太渊——脉会穴

少商——肺经井穴　　　列缺——肺经络穴、八脉交会穴

(三)常用推拿穴主治

止咳润肺:少商、鱼际、列缺、孔最。

宽胸平喘:中府、云门、尺泽。

通经活络:列缺、太渊。

活血祛瘀:孔最、尺泽。

泻热止痛:少商、列缺。

开窍醒神:少商。

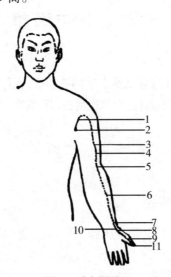

图1　手太阴肺经

1.云门　2.中府　3.天府　4.侠白　5.尺泽　6.孔最

7.列缺　8.经渠　9.鱼际　10.太渊　11.少商

二、手阳明大肠经

起于商阳,止于迎香。属大肠,络肺,循行手外侧、头面部。此经气血俱多。

(一)常用推拿穴

商阳、二间、三间、合谷、阳溪、偏历、温溜、下廉、上廉、手三里、曲池、肘髎、手五里、臂臑、肩髃、巨骨、天鼎、扶突、禾髎、迎香,共20穴(图2)。

(二)常用特定穴(交汇处为迎香交承泣)

商阳——大肠经井穴　　合谷——大肠经原穴

二间——大肠经荥穴　　　阳溪——大肠经经穴

三间——大肠经俞穴　　　偏历——大肠经络穴

温溜——大肠经郄穴　　　曲池——大肠经合穴

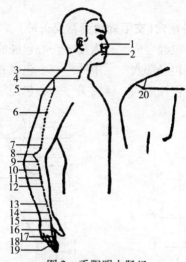

图 2　手阳明大肠经

1.迎香　2.禾髎　3.扶突　4.天鼎　5.肩髃　6.臂臑　7.手五里　8.肘髎

9.曲池　10.手三里　11.上廉　12.下廉　13.温溜　14.偏历　15.阳溪

16.合谷　17.三间　18.二间　9.商阳　20.巨骨

(三)常用推拿穴主治

泻火止痛:合谷、商阳、偏历、曲池、阳溪、臂臑。

镇痛安神:合谷、肩髃、曲池、迎香。

调理脾胃:曲池、合谷、温溜。

宣肺解表:合谷、扶突、商阳。

三、手厥阴心包经

起于天池,止于中冲。属心包络,络三焦,循行手内侧。此经多血少气。

（一）常用推拿穴

天池、天泉、曲泽、郄门、间使、内关、大陵、劳宫、中冲。共9穴（图3）。

（二）常用特定穴（交汇处为劳宫交关冲）

曲泽——心包经合穴　　大陵——心包经俞穴

郄门——心包经郄穴　　中冲——心包经井穴

间使——心包经经穴　　内关——心包经络穴

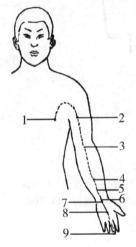

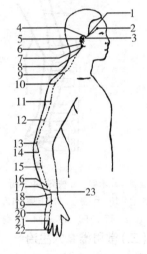

图3　手厥阴心包络经

1.天池　2.天泉　3.曲泽
4.郄门　5.间使　6.内关
7.大陵　8.劳宫　9.中冲

图4　手少阳三焦经

1.耳和髎　2.丝竹空　3.耳门　4.角孙
5.颅息　6.瘈脉　7.翳风　8.天牖
9.天髎　10.肩髎　11.臑会　12.消泺
13.清冷渊　14.天井　15.四渎　16.三阳络
17.会宗　18.支沟　19.外关　20.中渚
21.液门　22.关冲　23.阳池

（三）常用推拿穴主治

安神祛烦：内关、郄门、间使、大陵、劳宫、中冲。

清热止血：大陵、郄门、中冲、曲泽。

宽胸理气：内关。

醒神救逆：内关、劳宫、中冲。

活血祛瘀：内关、间使、曲泽、中冲。

镇痛消肿：内关、曲泽。

养阴止汗：间使。

四、手少阳三焦经

起于关冲，止于丝竹空。属三焦，络心包，循行手外侧、头侧面部。此经多气少血。

（一）常用推拿穴

关冲、液门、中渚、阳池、外关、支沟、会宗、三阳络、四渎、天井、清冷渊、消泺、臑会、肩髎、天髎、天牖、翳风、瘈脉、颅息、角孙、耳门、和髎、丝竹空，共23穴(图4)。

（二）常用特定穴（交汇处为丝竹空交瞳子髎）

关冲——三焦经井穴　　外关——三焦经络穴

液门——三焦经荥穴　　支沟——三焦经经穴

中渚——三焦经俞穴　　会宗——三焦经郄穴

阳池——三焦经原穴　　天井——三焦经合穴

（三）常用推拿穴主治

活络止痛：中渚、丝竹空、关冲、阳池、外关。

泻热除烦：关冲、液门、外关、支沟。

明目开窍：关冲、中渚、耳门、翳风、丝竹空。

通调水道：四渎。

调理脾胃:阳池、外关、支沟。

五、手少阴心经

起于极泉,止于少冲。属心,络小肠,循行手内侧。此经多气少血。

(一)常用推拿穴

极泉、青灵、少海、灵道、通里、阴郄、神门、少府、少冲,共9穴(图5)。

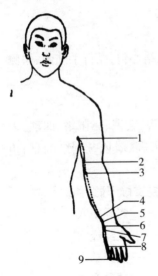

图5　手少阴心经

1.极泉　2.青灵　3.少海
4.灵道　5.通里　6.阴郄
7.神门　8.少府　9.少冲

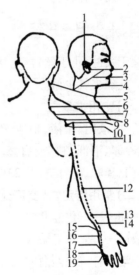

图6　手太阳小肠经

1.听宫　2.颧髎　3.天容　4.天窗
5.肩中俞　6.肩外俞　7.曲垣　8.秉风
9.天宗　10.臑俞　11.肩贞　12.小海
13.支正　14.养老　15.阳谷　16.腕骨
17.后溪　18.前谷　19.少泽

（二）常用特定穴（交汇处为通里交少泽）

少海——心经合穴　　阴郄——心经郄穴

灵道——心经经穴　　少府——心经荥穴

通里——心经络穴　　少冲——心经井穴

神门——心经俞穴、原穴

（三）常用推拿穴主治

镇静安神：神门、阴郄、通里、少海、灵道。

泻火平心：阴郄、神门、少冲、少府。

活血止血：阴郄、极泉。

六、手太阳小肠经

起于少泽，止于听宫。属小肠，络心，循行手外侧、肩背、头侧部位。此经多血少气。

（一）常用推拿穴

少泽、前谷、后溪、腕骨、阳谷、养老、支正、小海、肩贞、臑俞、天宗、秉风、曲垣、肩外俞、肩中俞、天窗、天容、颧髎、听宫，共19穴（图6）。

（二）常用特定穴（交汇处为少泽交通里）

少泽——小肠经井穴　　阳谷——小肠经经穴

前谷——小肠经荥穴　　养老——小肠经郄穴

腕骨——小肠经原穴　　支正——小肠经络穴

小海——小肠经合穴　　后溪——小肠经俞穴、八脉交会穴

（三）常用推拿穴主治

泻火镇静：少泽、后溪、听宫、支正、小海。

养阴止汗：后溪。

通经活络：后溪、小海、曲垣、天窗。

止痛开窍:少泽、腕骨、支正、肩贞、秉风、听宫、颧髎。

七、足阳明胃经

起于承泣,止于厉兑。属胃,络脾,循行足外侧阳面及胸腹、头面部。此经多血多气。

(一)常用推拿穴

承泣、四白、巨髎、地仓、大迎、颊车、下关、头维、人迎、水突、气舍、缺盆、气户、库房、屋翳、膺窗、乳中、乳根、不容、承满、梁门、关门、太乙、滑肉门、天枢、外陵、大巨、水道、归来、气冲、髀关、伏兔、阴市、梁丘、犊鼻、足三里、上巨虚、条口、下巨虚、丰隆、解溪、冲阳、陷谷、内庭、厉兑,共45穴(图7)。

(二)常用特定穴(交汇处为冲阳交隐白)

天枢——胃经募穴　　　　　解溪——胃经经穴

梁丘——胃经郄穴　　　　　冲阳——胃经原穴

足三里——胃经合穴　　　　陷谷——胃经俞穴

内庭——胃经荥穴　　　　　厉兑——胃经井穴

上巨虚——胃经下合穴　　　丰隆——胃经络穴

下巨虚——胃经下合穴

(三)常用推拿穴主治

调理脾胃:足三里、厉兑、内庭、天枢、梁丘。

调气和血:丰隆、足三里、人迎、天枢、内庭。

止痛镇静:厉兑、内庭、颊车、下关、丰隆、足三里。

泻火明目:承泣、四百、厉兑、内庭、梁丘。

通经活络:地仓、承泣、巨髎、大迎、颊车、条口、内庭、四白。

补养气血:足三里、内庭、解溪。

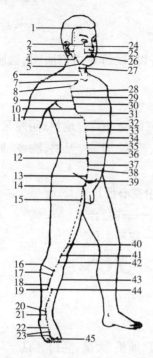

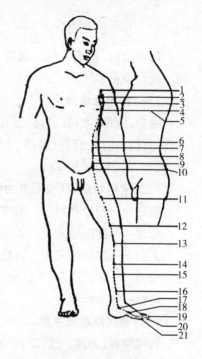

图7　足阳明胃经

图8　足太阴脾经

1.头维　2.承泣　3.下关　4.颊车

5.大迎　6.水突　7.气舍　8.缺盆

9.屋翳　10.膺窗　11.乳根　12.天枢

13.水道　14.气冲　15.髀关　16.犊鼻

17.足三里　18.条口　19.下巨虚

20.解溪　21.冲阳　22.陷谷　23.内庭

24.四白　25.巨髎　26.地仓　27.人迎

28.气户　29.库房　30.屋翳　31.不容

32.承满　33.梁门　34.关门　35.太乙

36.滑肉门　37.外陵　38.大巨

39.归来　40.伏兔　41.阴市　42.梁丘

43.上巨虚　44.丰隆　45.厉兑

1.周荣　2.胸乡　3.天溪

4.食窦　5.大包　6.腹哀

7.大横　8.腹结　9.府舍

10.冲门　11.箕门　12.血海

13.阴陵泉　14.地机　15.漏谷

16.三阴交　17.商丘　18.大都

19.隐白　20.公孙　21.太白

八、足太阴脾经

起于隐白,止于大包。属脾,络胃,循行足内侧阴面、胸腹部。此经少血多气。

(一)常用推拿穴

隐白、大都、太白、公孙、商丘、三阴交、漏谷、地机、阴陵泉、血海、箕门、冲门、府舍、腹结、大横、腹哀、食窦、天溪、胸乡、周荣、大包,共21穴(图8)。

(二)常用特定穴(交汇处为胸中交心经)

隐白——脾经井穴　　　阴陵泉——脾经合穴

大都——脾经荥穴　　　大包——脾经大络

太白——脾经俞穴　　　商丘——脾经经穴

公孙——脾经络穴、八脉交会穴

地机——脾经郄穴

(三)常用推拿穴主治

调理脾胃:公孙、三阴交、阴陵泉、地机、大横、隐白、商丘。

利尿除湿:三阴交、地机、阴陵泉。

安神除烦:三阴交、阴陵泉。

扶脾调血:隐白、三阴交、地机、血海。

通经活络:太白、大包、血海。

健脾除湿:公孙、地机、阴陵泉、三阴交。

活血祛瘀:血海、公孙、地机。

九、足太阳膀胱经

起于睛明,止于至阴。属膀胱,络肾,循行足后侧阳面、背腰、头部。此经多血少气。

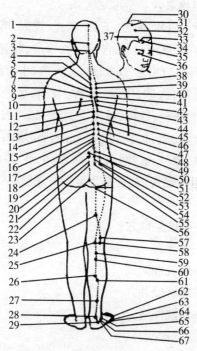

图9　足太阳膀胱经

1.络却　2.玉枕　3.天柱　4.大杼　5.风门　6.肺俞　7.厥阴俞　8.心俞

9.督俞　10.膈俞　11.肝俞　12.胆俞　13.脾俞　14.胃俞　15.三焦俞

16.肾俞　17.气海俞　18.大肠俞　19.次髎　20.中髎　21.下髎　22.白环俞

23.会阳　24.殷门　25.委中　26.承山　27.跗阳　28.昆仑　29.仆参

30.络却　31.通天　32.承光　33.曲差　34.眉冲　35.攒竹　36.睛明

37.五处　38.附分　39.魄户　40.膏肓　41.神堂　42.譩譆　43.膈关

44.魂门　45.阳纲　46.意舍　47.胃仓　48.肓门　49.志室　50.膀胱俞

51.上髎　52.胞肓　53.中膂俞　54.秩边　55.白环俞　56.承扶　57.浮郄

58.委阳　59.合阳　60.承筋　61.飞扬　62.至阴　63.通谷　64.束骨

65.京骨　66.金门　67.申脉

(一)常用推拿穴

睛明、攒竹、眉冲、曲差、五处、承光、通天、络却、玉枕、天柱、大杼、风门、肺俞、厥阴俞、心俞、督俞、膈俞、肝俞、胆俞、脾俞、胃俞、三焦俞、肾俞、气海俞、大肠俞、关元俞、小肠俞、膀胱俞、中膂俞、白环俞、上髎、次髎、中髎、下髎、会阳、承扶、殷门、浮郄、委阳、委中、附分、魄户、膏肓、神堂、譩譆、膈关、魂门、阳纲、意舍、胃仓、肓门、志室、胞肓、秩边、合阳、承筋、承山、飞扬、跗阳、昆仑、仆参、申脉、金门、京骨、束骨、通谷、至阴,共67穴(图9)。

(二)常用特定穴(交汇处为至阳交涌泉)

大杼——骨会穴

束骨——膀胱经俞穴

膈俞——血会穴

通谷——膀胱经荥穴

至阴——膀胱经井穴

昆仑——膀胱经经穴

申脉——八脉交会穴

金门——膀胱经郄穴

委中——膀胱经合穴、血郄穴

京骨——膀胱经原穴

(三)常用推拿穴主治

泻热解毒:大杼、委中、承山、膈俞。

舒肝利胆:肝俞、胆俞。

明目醒脑:睛明、至阴。

止咳平喘:大杼、肺俞、风门。

调理脾胃:膈俞、脾俞、三焦俞、大肠俞、胃俞。

补肾壮阳:膏肓、肾俞、委中。

利水消肿：八髎、膀胱。

通经活络：至阴、昆仑、附分。

活血祛瘀：委中、承山、心俞、天柱。

止血镇痛：膈俞、心俞、委中、昆仑、至阴、攒竹、八髎。

镇静安神：心俞、气海俞、肾俞。

醒脑升阳：承山、至阴、委中、大杼。

十、足少阴肾经

起于涌泉，止于俞府。属肾，络膀胱，循行足内侧、胸腹部。此经多气少血。

（一）常用推拿穴

涌泉、然谷、太溪、大钟、水泉、照海、复溜、交信、筑宾、阴谷、横骨、大赫、气穴、四满、中注、肓俞、商曲、石关、阴都、腹通谷、幽门、步廊、神封、灵墟、神藏、彧中、俞府，共27穴（图10）。

（二）常用特定穴
（交汇处胸中交心包）

涌泉——肾经井穴

水泉——肾经郄穴

然谷——肾经荥穴

照海——阴跷脉起穴

太溪——肾经俞穴、原穴

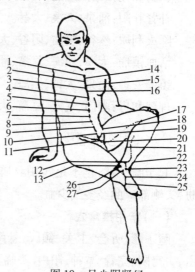

图10 足少阴肾经

1. 俞府　2. 神藏　3. 神封　4. 幽门
5. 腹通谷　6. 阴都　7. 石关　8. 商曲
9. 肓俞　10. 四满　11. 大赫　12. 复溜
13. 太溪　14. 彧中　15. 灵墟　16. 步廊
17. 阴谷　18. 中注　19. 横骨　20. 气穴
21. 筑宾　22. 交信　23. 照海　24. 然谷
25. 涌泉　26. 大钟　27. 水泉

复溜——肾经经穴

大钟——肾经络穴

交信——阴跷脉郄穴

筑宾——阴维脉郄穴

阴谷——肾经合穴

(三)常用推拿穴主治

补肾壮阳:涌泉、太溪、大赫。

降火利尿:然谷、复溜、阴谷、大钟、水泉。

活血镇痛:太溪、照海、复溜、涌泉、然谷。

镇静安神:涌泉、大钟、照海。

理脾和胃:幽门、气穴、复溜、大钟。

十一、足少阳胆经

起于瞳子髎,止于足窍阴。属胆,络肝,循行于足外侧、胸胁、头侧部。此经多气少血。

(一)常用推拿穴

瞳子髎、听会、上关、颔厌、悬颅、悬厘、曲鬓、率谷、天冲、浮白、头窍阴、完骨、本神、阳白、头临泣、目窗、正营、承灵、脑空、风池、肩井、渊腋、辄筋、日月、京门、带脉、五枢、维道、居髎、环跳、风市、中渎、膝阳关、阳陵泉、阳交、外丘、光明、阳辅、悬钟、丘墟、足临泣、地五会、侠溪、足窍阴,共44穴(图11)。

(二)常用特定穴(交汇处为足临泣交大敦)

日月——胆经募穴

悬钟——髓会穴

阳交——阳维脉郄穴

丘墟——胆经原穴

外丘——胆经郄穴

足临泣——胆经俞穴

光明——胆经络穴

侠溪——胆经荥穴

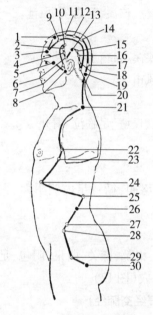

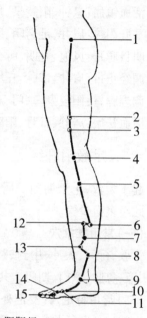

图 11　足少阳胆经

（一）

1. 头临泣　2. 悬颅　3. 阳白　4. 悬厘

5. 瞳子髎　6. 曲鬓　7. 上关　8. 听会

9. 本神　10. 颔厌　11. 目窗　12. 正营

13. 率谷　14. 承灵　15. 天冲　16. 浮白

17. 脑空　18. 头窍阴　19. 风池　20. 完骨

21. 肩井　22. 渊腋　23. 辄筋　24. 日月

25. 京门　26. 带脉　27. 五枢　28. 维道

29. 居髎　30. 环跳

（二）

1. 环跳　2. 风市　3. 中渎　4. 阳关

5. 阳陵泉　6. 阳交　7. 光明　8. 悬钟

9. 丘墟　10. 足临泣　11. 地五会

12. 外丘　13. 阳辅　14. 侠溪

15. 足窍阴

阳辅——胆经经穴

足窍阴——胆经井穴

阳陵泉——胆经合穴、筋会穴

(三) 常用推拿穴主治

活血镇痛：悬钟、阳陵泉、足临泣、侠溪、足窍阴、风池。

平肝泻热：肩井、足窍阴、风市。

明目聪耳：风池、光明、听会、侠溪、目窗、瞳子髎。

调经止带：肩井、带脉、丘墟、风市。

调理脾胃：阳陵泉、京门、悬钟。

活血祛瘀：居髎、日月、阳陵泉、丘墟、足临泣、肩井。

十二、足厥阴肝经

起于大敦，止于期门。属肝，络胆，循行足内侧阴面、胸腹部。此经多血少气。

(一) 常用推拿穴

大敦、行间、太冲、中封、蠡沟、中都、膝关、曲泉、阴包、足五里、阴廉、急脉、章门、期门。共 14 穴(图 12)。

(二) 常用特定穴 (交汇处为肝经交肺经)

大敦——肝经井穴　　　蠡沟——肝经络穴

行间——肝经荥穴　　　中都——肝经郄穴

太冲——肝经俞穴　　　曲泉——肝经合穴

中封——肝经经穴　　　期门——肝经募穴

章门——脾经募穴、脏会穴

(三) 常用推拿穴主治

疏肝理气：大敦、行间、太冲、期门。

宽胸解郁：太冲、章门、期门、急脉。

调经镇痛:蠡沟、大敦、太冲、曲泉、期门。

活血祛瘀:行间、太冲、膝关、中都。

泻热平肝:太冲、期门、行间、大敦。

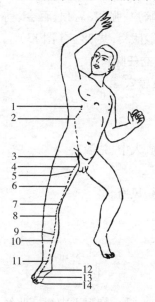

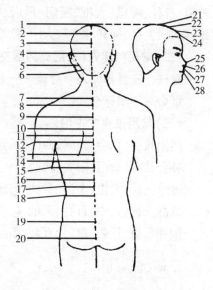

图 12　足厥阴肝经

1. 期门　　2. 章门　　3. 急脉
4. 阴廉　　5. 足五里　6. 阴包
7. 曲泉　　8. 膝关　　9. 中都
10. 蠡沟　 11. 中封　　12. 太冲
13. 行间　 14. 大敦

图 13　督　脉

1. 百会　2. 后顶　3. 强间　4. 脑户
5. 风府　6. 哑门　7. 大椎　8. 陶道
9. 身柱　10. 神道　11. 灵台　12. 至阳
13. 筋缩　14. 中枢　15. 脊中　16. 悬枢
17. 命门　19. 阳关　20. 腰俞　21. 长强
22. 前顶　23. 囟会　23. 上星　24. 神庭
25. 素髎　26. 人中　27. 兑端　28. 龈交

十三、督　脉

起于长强,止于龈交。为诸阳之会,循行背正中线、头面顶正中线。此经多血多气。

（一）常用推拿穴

长强、腰俞、阳关、命门、悬枢、脊中、中枢、筋缩、至阳、灵台、神道、身柱、陶道、大椎、哑门、风府、脑户、强间、后顶、百会、前顶、囟会、上星、神庭、素髎、人中、兑端、龈交，共28穴（图13）。

（二）常用特定穴（交汇处为龈交交任脉）

身柱——督脉原穴　　神道——五输穴

百会——阳脉会穴

（三）常用推拿穴主治

回阳救逆：百会、神庭、命门、长强、人中、兑端。

补肾壮阳：命门、阳关、腰俞。

清热祛风：大椎、至阳、身柱、陶道、风府。

镇静安神：人中、百会、大椎、风府。

调和气血：长强、命门、百会、阳关。

十四、任　脉

起于会阴，止于承浆。为诸阴之会，循行胸腹正中线。此经多气少血。

（一）常用推拿穴

会阴、曲骨、中极、关元、石门、气海、阴交、神阙、水分、下脘、建里、中脘、上脘、巨阙、鸠尾、中庭、膻中、玉堂、紫宫、华盖、璇玑、天突、廉泉、承浆，共24穴（图14）。

（二）常用特定穴（交汇处为承浆交督脉）

中极——膀胱募穴　　巨阙——心经募穴

关元——小肠募穴　　鸠尾——任脉络穴

石门——三焦募穴　　膻中——气会穴

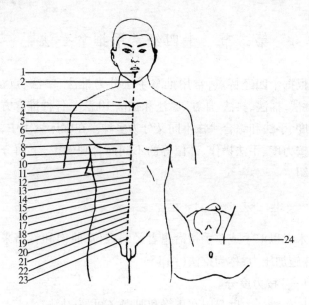

图 14　任　脉

1. 承浆　2. 廉泉　3. 天突　4. 璇玑　5. 华盖　6. 紫宫　7. 玉堂　8. 膻中

9. 中庭　10. 鸠尾　11. 巨阙　12. 上脘　13. 中脘　14. 建里　15. 下脘

16. 水分　17. 神阙　18. 阴交　19. 气海　20. 石门　21. 关元　22. 中极

23. 曲骨　24. 会阴

中脘——胃经募穴、腑会穴

(三)常用推拿穴主治

调经止带:中极、关元、气海。

调理脾胃:中脘、气海、神阙、建里。

降气止咳:天突、膻中、中脘、气海。

回阳救逆:承浆、廉泉。

降逆和胃:天突、上脘、中极、神阙。

扶正祛邪:中脘、神阙、气海。

第二节　十四经常用推拿手法

根据十四经特点,常用推拿手法分为推法、拿法、点法、掐法、揉法、摇法、抖法、压法、摩法和拍法10法。各种推拿方法根据力度、手法和综合手法不同又分为多种。在临床运用中,补泻关系按力度、手法操作、部位等的不同而合理确定,下面分别进行介绍。

一、推　法

术者以双手或单手指沿患者经络穴位、肌肉和骨骼来回推动,并施加压力,称为推法(图15)。

(一)按力度分

1. 轻推　力度只限在皮络和肌肉之间,为补法。

2. 重推　力度深透肌肉和骨骼之间,为泻法。

3. 轻重兼推　轻推走经络,重推留力度在穴位上,为平补平泻。

(二)按手法分

1. 单指推　以大拇指顺经或沿一定方向推动,一般力重,为泻法。

2. 双指推　以食指、中指并用,顺经或沿一定方向推动,一般力轻,为补法。

3. 三指推　以三指并连推动,其中食指、无名指力轻,中指力重,为平补平泻法。

4. 掌推　以手掌鱼际部紧贴在施术部位向前推动,力匀而轻,为补法(图16)。

5. 拳推　以手握拳或半握拳贴在施术部位向前推动,重而

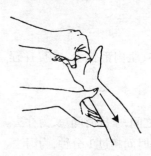

图 15 推 法

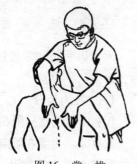

图 16 掌 推

有力,为泻法。

6. 抱推 以单手或双手紧贴在施术部位向前推动,一般掌根力轻,手指力重,深透穴位,为平补平泻(图17)。

(三)综合手法

1. 推揉 在推动中进行揉动,为补法。

2. 推按 在推动中重力按压穴位,为泻法(图18)。

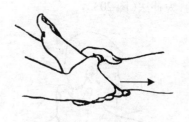

图 17 抱 推

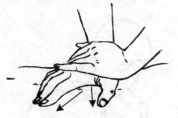

图 18 推 按

3. 推拿 在推动中配合拿提向上的动作,为补法。

4. 推拨 在推动中力度留在经筋上,指尖拨动其内经筋,为泻法。

5. 逆推 逆着经脉走向推,为泻法。

6. 顺推 顺着经脉走向推,为补法。

二、拿 法

术者以手指和掌置患者经脉穴位、肌肉部位上,拿提揉捏,称为拿法(图19)。

(一)按力度分

1. 轻拿 力度只限在皮络和肌肉之间,拿提时间短,为补法。

2. 重拿 力度在肌肉经筋里,拿提时间超过1分钟,为泻法。

3. 轻重兼拿 是沿经络方向或一定部位连续拿提揉捏,重点在经穴上用力,为平补平泻法。

(二)按手法分

1. 两指拿 拇指与食指或拇指与中指用力对拿,力度较重,为泻法。

2. 掌拿 以手四指与掌根用力对拿,力较轻缓,为补法。

(三)综合手法

1. 拿揉 在对拿时配合揉动,为补法(图20)。

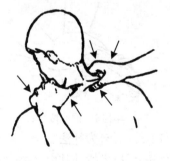

图19 拿 法

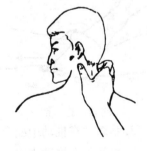

图20 拿 揉

2. 拿拨 在对拿时手指透力深部弹拨经筋,一般间隔弹拨,为泻法。

3. 拿拧 在对拿时向左或向右旋拧,为平补平泻法。

4. 拿颤　在对拿时进行均匀上下的颤动,为补法。

5. 拿掐　在对拿时,一般对侧手指尖用力较重,深透掐穴位,为泻法。

6. 拿提　在对拿时用力往上提,然后放松,为平补平泻法。

三、点　法

术者以手指尖点按在经穴部位上,称为点法(图21)。

(一)按力度分

1. 轻点　力度在络脉与肌肉之间,为补法。

2. 重点　力度深透肌肉、骨骼,为泻法。

3. 轻重兼点　三指点时,中指力重,两侧指力轻,为平补平泻法。

(二)按手法分

1. 单点　用拇指或中指单独点压在患者经穴上,力度较重,时间较长,为泻法。

2. 双点　食指和中指并用,点按在患者经穴上,力度较轻,时间较短,为补法。

3. 三指点　用一手的食指、中指、无名指配合点按,或一手的食指、中指配合另一手的拇指点压患者经穴上。三指力度交叉运用轻重手法,为平补平泻法。

4. 四指点　两手分别用食指、中指配合运用,力度较重,为泻法。

5. 五指点　一手两指,一手三指配合点按用力,力度时轻时重,为平补平泻法。

(三)综合手法

1. 点揉　在点按中加轻揉的手法,为补法。

2.点拨　在点按中加弹拨的手法,为泻法。

3.点叩　术者用手指迅速点在一定部位上,即叩的姿态,然后迅速提起,为平补平泻法(图22)。

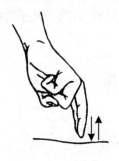

图21　点　法

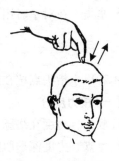

图22　点　叩

四、掐　法

术者以大拇指、食指或中指末节,屈曲指端,在患者经穴或一定部位上深掐压,称为掐法(图23)。

(一)按力度分

1.轻掐　力度在肌肉之间,经穴传导感顺经而行,为补法。

2.重掐　力度深透骨骼,经穴传导感逆经而行,为泻法。

(二)按手法分

1.单指掐　用拇指指端深掐穴位,为补法。

2.双指掐　用拇指、食指对掐穴位部位,为泻法(图24)。

(三)综合手法

1.掐揉　在深掐穴位或部位时,以揉的动作配合,为平补平泻法。

2.掐按　在掐的同时,留指为按压,力度深透骨骼,时间稍长,经穴有传导感,为重泻法。

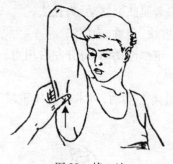

图 23 掐 法

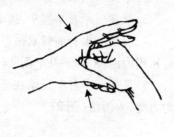

图 24 双指掐

五、揉 法

术者以指腹或掌面沿患者经络或一定部位做反复回旋揉动,称为揉法(图25)。

(一)按力度分

1. 轻揉　力度轻而均匀缓慢,顺经而行,为补法。

2. 重揉　力度重而在经穴上停留重揉,逆经而行,为泻法。

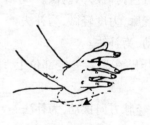

图 25 揉 法

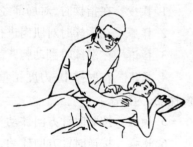

图 26 肘 揉

(二)按手法分

1. 指揉　可分为单指、双指和三指等揉法,以指腹在患者经穴、肌肤上揉动,为补法。

2. 掌揉　以掌鱼际或掌根在患者肌肤上揉动,为补法。

3. 拳揉　术者半握拳,揉动速度快、力重,为泻法。

4. 肘揉　术者前臂紧贴患者一定部位揉动,可分左右用力、旋转用力两种,为平补平泻法(图 26)。

5. 足揉　术者单足踏在患者肌肉上揉动,以术者身体重量为力度,为泻法(图 27)。

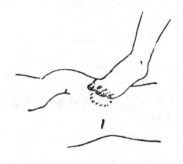

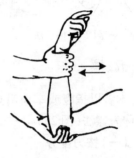

图 27　足　揉　　　　　　图 28　摇　法

(三)综合手法

1. 揉拨　在指揉时,对局部经筋进行弹拨,为泻法。

2. 揉摩　在掌揉时对肌肉进行抚摩,力度轻微,为补法。

3. 揉滚　在拳揉时翻动腕背滚动,为补法。

4. 揉压　在肘揉中,力度稍重,压贴在患者一定部位上,缓慢揉动,为泻法。

5. 顺揉　按顺时针方向揉动,顺经脉方向揉动,为补法。

6. 逆揉　按逆时针方向揉动,逆经脉方向揉动,为泻法。

六、摇　法

术者以单手或双手扶按患者关节或握住关节进行摇动,称为摇法(图 28)。

(一)按部位分

1. 摇指(趾) 术者一手掌指(趾),另一手按住关节上方, 以摇动手指或足趾。

2. 摇肘(膝) 术者一手拿住腕关节或踝关节,另一手固定 肘、膝关节上方,然后摇动肘、膝关节。

3. 摇肩(腿) 术者一手拿腕关节或踝关节,另一手固定肩 或腿胯,做屈伸、旋转摇动。

4. 摇颈 术者一手托患者下颌,一手按枕骨,做旋转摇动 (图29)。

5. 摇腰 术者两手握住患者肩峰,进行左右摆摇。

(二)按手法分

1. 旋转摇 摇动时按顺时针或逆时针方向摇动,至关节摆 动达最大限度为止。

2. 左右摇 摇动时按左右方向摆摇,或上下摆摇。

3. 屈伸摇 摇动时顺关节的屈伸动作摇动。

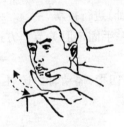

图29 摇 颈

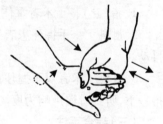

图30 摇 抖

(三)综合手法

1. 摇牵 在摇动时,用力牵动关节拔伸。

2. 摇扳 在摇动时,用力向关节反方向扳动。

3. 摇抖 在摇动时,微微地颤抖肢体(图30)。

七、抖 法

术者以单手或双手握住患肢,微微颤摇,然后轻巧地一抖,称为抖法(图31)。

(一)按力度分

1. 轻抖　抖动时力度只限于活动关节部位,为补法。

2. 重抖　抖动时用力稍重,抖动迅速,可听见骨骼"咔嚓"响一下,为泻法。

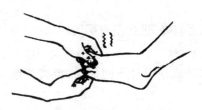

图31 抖 法

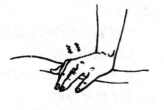

图32 抖 按

(二)按手法分

1. 指(趾)抖　术者拿住患者指(趾)进行抖动。

2. 肘抖　一手握住患者手指,另一手固定肘关节上方进行抖动。

3. 肩抖　术者双手握患者单手四指,摇动时力送肩上猛抖一下,听到骨骼声响为度。

(三)综合手法

1. 抖拿　在一只手抖动时,另一只手拿住关节上方,做拿掐动作配合。

2. 抖牵　在抖动后,牵拉拔伸骨关节。

3. 抖按　在压住患部抖动时,用手按住穴位抖动(图32)。

八、压 法

术者以指面、掌面、肘关节、足掌用力向下深压患者经穴、肌肉、骨骼,称为压法(图33)。

(一)按力度分

1. 轻压 力度只限肌肉之间,时间稍短,为补法。

2. 重压 力度深透经穴、骨骼,时间稍长,为泻法。

(二)按手法分

1. 指压 以拇指面或其他指面重压经穴,为泻法。

2. 掌压 以单掌或双掌叠压患者一定部位,为补法(图34)。

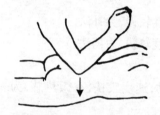
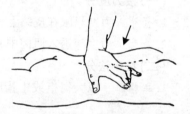

图33 压 法　　　　　　图34 掌 压

3. 拳压 以半握拳或紧握拳重压患者一定部位,为泻法(图35)。

4. 肘压 以肘关节屈后,用肘关节峰重压患者一定部位,为泻法。

5. 足掌压 术者以全身体重代力,用足掌踩压患者一定部位,为泻法。

(三)综合手法

1. 压揉 在压法中配合揉动的手法,为补法。

2. 压推 在压法中配合向一定部位缓缓推动的手法,为泻法。

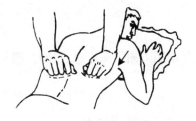

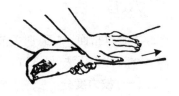

图35　拳　压　　　　　　　　图36　摩　法

九、摩　法

术者以指或掌在患者经脉、部位上抚摩,为摩法(图36)。

(一)按力度分

1. 轻摩　　力度只限在皮络上,速度较慢,为补法。

2. 重摩　　力度深透入肌肉中,速度较快,为泻法。

(二)按手法分

1. 单指摩　　以大拇指或中指摩动,速度较快,有微热感,为泻法。

2. 四指摩　　以四指并联摩动,摩动速度较慢,用力均匀,为补法(图37)。

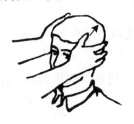

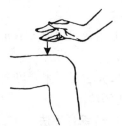

图37　四指摩　　　　　　　图38　拍　法

3. 掌摩　　以掌面接触患者肌肤摩动,用力轻揉,为补法。

（三）综合手法

1. 正旋摩　按顺时针方向旋转摩动，为补法。

2. 逆旋摩　按逆时针方向旋转摩动，为泻法。

3. 分推摩　术者以双手指或掌分别同时推摩患者两侧经穴，为补法。

4. 快摩　摩动时速度较快，向上下或左右摩擦，以发热为度，为泻法。

5. 慢摩　摩动时速度较慢，用力均匀，且有揉动，为补法。

6. 搓摩　在摩动中加上搓的动作，为泻法。

十、拍　法

术者以手掌或半握拳拍打经络、肌肉、骨骼部位，称为拍法（图38）。

（一）按力度分

1. 轻拍　在拍打时，力度只限肌肤络脉充血为度，为补法。

2. 重拍　力度深透肌肉、内脏、骨骼中，肌肤充血，肤色变紫，为泻法。

3. 轻重兼拍　按三轻一重的节律拍打，为平补平泻。

（二）按手法分

1. 指拍　以四指拍打经脉、肌肉部位，以肤红为度，为泻法。

2. 掌拍　以掌侧鱼际拍打经脉、肌肉部位，力传入里，为补法。

3. 空掌拍　以空心掌拍打肌肉丰满部位，起拍震作用，为补法。

4. 拳拍　以握拳或半握拳拍打患者经脉、肌肉部位，力度稍重，为泻法（图39）。

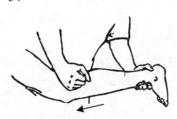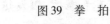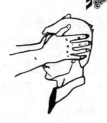

图39　拳　拍　　　　　　　图40　对　拍

（三）综合手法

1. 拍震　在拍打中,有节律地进行震动,为补法。

2. 对拍　术者两手同时对拍患者一定部位,力度稍重,为泻法(图40)。

第二章 全身正骨推拿

第一节 常见正骨部位

人体骨骼是人的支架,由206块骨头组成。其中头颅骨29块,躯干骨51块,上肢骨64块,下肢骨62块。常见正骨部位分述如下。

一、头颈部

(一)下颌关节

由下颌骨的髁状突和颞骨的下颌窝相对而成关节(图41)。

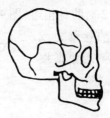

图41 下颌关节

临床常见症状:因大笑、呵欠或咬硬食物时致使张口过度,或年老体弱因有肾气不足、气血两亏导致肌肉、筋松弛,引起下颌关节脱位,表现为齿不能合、不能言语、吞咽困难、疼痛难忍等症状。

(二)颈　椎

由 7 个颈椎相互重叠而成(图 42)。

临床常见症状:因跌打损伤或长期低头弯曲导致颈椎变形、颈椎骨折、颈椎脱位(常见于颈椎 5～6),常表现为颈不能左右转动,且弯伸困难、颈痛难忍等。

二、身躯部

(一)锁　骨

由两根具有两个弯形的长骨构成关节。内接胸骨,外连肩峰(图 43)。

临床常见症状:多因直接暴力或间接暴力形成骨折,一般在锁骨干中 1/3 或中外 1/3 交界处易折断。骨折后可见变形明显并伴疼痛红肿等。

(二)胸　骨

胸骨一块分别与 12 对肋骨相连(图 43)。

临床常见症状:因直接暴力或间接暴力挤压损伤,常见肿胀疼痛,呼吸、咳嗽时剧痛等症状。

(三)胸　椎

由 12 个胸椎相互重叠而成,分别与 12 对肋骨相连(图 42)。

临床常见症状:多因高处坠下,身体过分前屈,损伤胸椎,或因职业性弯曲使椎体变形,表现为局部肿胀疼痛,坐立不便,翻身困难等。胸椎 11～12 最易出现骨

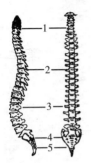

图 42　脊椎骨正侧面

1.颈椎　2.胸椎

3.腰椎　4.骶椎

5.尾椎

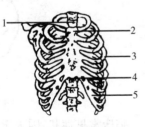

图 43　胸廓骨骼

1.锁骨　2.胸骨　3.肋

4.胸骨剑突　5.肋弓

折、错位损伤。

（四）肋　骨

由 12 对肋骨左右对称附着于胸椎和胸骨上（图 43）。

临床常见症状：多因直接暴力打击或间接损伤挤压，使肋骨骨折或骨膜撕裂。表现为疼痛明显，微肿，肋骨有明显压痛，咳嗽、呼吸时剧痛难忍等。

（五）腰　椎

由 5 个腰椎相互重叠组成。上接胸椎，下连骶骨（图 42）。

临床常见症状：因外力较大或椎体骨松质薄而易骨折、错位、变形。常表现为腰部疼痛、转身屈伸困难、卧不能起、行走剧痛等。

（六）骶椎、尾椎

由一块骶骨和尾骨组成（图 42）。

临床常见症状：因跌打损伤、压砸或高坠骶骨着地，损伤骶椎，折断尾椎。常表现为尾骶疼痛、弯腰剧痛、坐卧困难、行走不便、大便用力时疼痛难忍等。

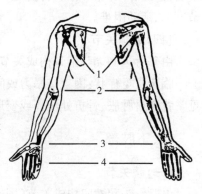

图 44　上肢骨骼关节

1. 肩关节　　2. 肘关节
3. 腕关节　　4. 掌指关节

三、上肢部

（一）肩关节

由肩胛骨与肱骨上端组成关节（图 44）。

临床常见症状：因直接暴力或间接暴力损伤肩关节，折断肱骨或造成关节脱位，一般骨折多在肱骨上方 1/3 处。表现为患部肿胀疼痛、活动受限、屈伸困难。

(二)肘关节

由肱骨下端与尺桡骨上端构成关节(图44)。

临床常见症状:因直接暴力造成骨折或跌打损伤致使肘关节脱位。骨折可分为:肱骨干骨折、肱骨髁上骨折、尺骨鹰嘴骨折、尺桡骨双骨折等。骨折后局部明显肿胀、疼痛、肢体变形、不能屈伸、不能抬举。脱位后肿胀疼痛、活动困难、肘关节明显变形。

(三)腕关节

由桡骨下端与腕骨构成关节(图44)。

临床常见症状:因直接暴力或间接暴力造成骨折、脱位。骨折后常见局部肿胀、疼痛,骨折处明显压痛。脱位后则表现为关节变形、活动困难。

(四)掌指关节

由掌骨远侧端与指骨构成关节(图44)。

临床常见症状:因直接暴力或间接暴力造成骨折、脱位。常见掌背明显肿胀、骨折处压痛或变形、握手用力困难等。

四、下肢部

(一)髋关节

由股骨头和髋臼构成关节(图45)。

临床常见症状:因直接暴力或间接暴力造成股骨颈骨折、脱位及股骨干骨折移位。常见疼痛难忍、患肢屈曲畸形、不能伸直。一般老年人易骨折。

(二)膝关节

由股骨下端与胫骨上端和髌骨相接而成关节(图45)。

临床常见症状:因直接暴力或间接暴力可使髌骨骨折、胫腓骨双骨折或膝关节脱位。骨折常见明显肿胀、压痛,骨折后有骨擦音。脱位后则表现为膝关节变形、活动受限等。

(三)踝关节

由胫腓骨下端共同与跗骨构成关节(图45)。

临床常见症状:因直接暴力或间接暴力造成骨折脱位。常见明显肿胀、活动困难、踝关节变形。

(四)趾关节

由14块趾骨互相联结成关节(图45)。

临床常见症状:多因重物轧伤或踢伤引起骨折、脱位。常见肿胀、局部疼痛、畸形、活动及行走困难等。

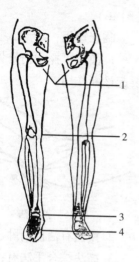

图45 下肢骨骼关节

1. 髋关节 2. 膝关节

3. 踝关节 4. 趾关节

第二节 常用正骨推拿手法

正骨推拿,应该以正骨复位为主。根据临床上各种骨的损伤、脱位,用不同的正骨复位手法治疗。一般常用正骨推拿有摸法、扳法、捏法、按法、提法、牵法、挂法、卡法、挤法、靠法、摇法、拉法、顶法、叩法、端法等15种手法。现分别介绍如下。

一、摸 法

术者用手轻轻地触摸伤处,由轻到重,由浅入深,称为摸法

（图46）。

临床运用：

1. 摸法可探索伤处骨折、脱位的性质，移位方向和程度。主要起诊断作用。

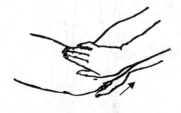

图46　摸　法

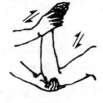

图47　扳　法

2. 摸法有活血消肿、舒络顺经、安神缓痛等功效。

3. 摸法综合手法有：摸揉、摸按、摸搓、摸擦等。

二、扳　法

术者两手握住关节，根据正常人屈伸作上下、左右、内外的扳动，扳动患肢达到极限为度，称为扳法（图47）。

临床运用：

1. 扳法可以用来诊断患肢伤残情况和进行功能恢复检查，可起诊断作用。

2. 扳法有复位、展筋舒经、恢复功能的作用。

3. 扳法综合手法有：侧扳、斜扳、屈扳、旋扳等。

三、捏　法

术者用单手或双手的拇指及其余四指捏住患部，一收一张，反复用暗力捏肌肉、骨骼，称为捏法（图48）。

临床运用：

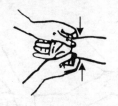

图48 捏 法

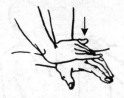

图49 按 法

1.捏法有放松肌肉、舒筋活血的作用。

2.捏法对碎骨归位、指关节脱位和小儿正骨施术有一定作用。

3.捏法的综合手法有:捏按、捏揉、捏分、捏牵、捏提等。

四、按 法

术者用单手或双手的掌根、掌心、手指按压患处,称为按法(图49)。

临床运用:

1.按法有正骨复位的作用,在按压骨骼时多可听见骨擦声。

2.小儿正骨按法多用掌根,力度切不可重。

3.按法有镇痛、活血、散瘀的功效。

4.按法综合手法有:按压、按推、按揉、按拨等。

五、提 法

术者用指夹住骨折端上提或用肘、掌提起脱位肢体,使骨折复位,称为提法(图50)。

临床运用:

1.提法有正骨复位,舒筋散寒等作用。

2.提法综合手法有:提托、提牵、提分、提摇等。

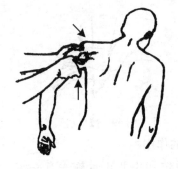

图50　提　法

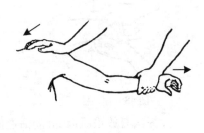

图51　牵　法

六、牵　法

术者用单手或双手牵引患肢关节,称为牵法(图51)。

临床运用:

1.牵法适用于脱位或骨伤后关节瘀血凝滞。

2.牵法有活血舒筋,散寒行气的功效。

3.牵法综合手法有:牵抖、牵摇、牵拉、牵挂等。

七、挂　法

术者用双手对握拿紧患肢部上挂,称为挂法(图52)。

临床运用:

1.挂法适用于肩关节、髋关节、下颌关节脱位。

2.挂法综合手法有:挂扳、挂送、挂摆、挂顶等。

八、卡　法

术者以手指或其他硬性物将骨碎残片用力卡入主骨中,称为卡法(图53)。

临床运用:

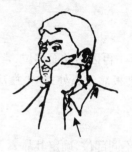

图52　挂　法

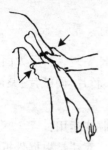

图53　卡　法

1.根据不同的粉碎性骨外伤,骨片卡入的方向不一。卡法以复原为主,如果卡入不当,多会留下后遗症。卡法一般适用于严重性骨碎裂患者。

2.卡法综合手法有:卡按、卡顶、卡拨、卡揉等。

九、挤　法

术者用手指或掌挤压骨伤局部,也可借患者自身的体重挤压患肢,称为挤法(图54)。

临床运用:

1.挤法适用于粉碎性骨折成形归位。

2.挤法有散瘀血、通经络、强筋骨的作用。

3.挤法综合手法有:挤压、挤揉、挤捏等。

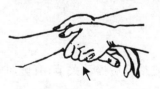

图54　挤　法

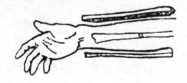

图55　靠　法

十、靠　法

即整复骨折后为固定骨架,使其不再因活动而移位,常用软木片、竹片、硬纸片、桑皮等材料做夹板靠于患处,称为靠法(图55)。

临床运用:

1. 靠法是根据骨折损伤的各个不同部位,确定其靠紧、靠松的不同程度,靠时大多应加棉花或垫物,以增加骨归位的作用。

2. 靠法有整形疗伤,恢复骨功能的作用。

3. 靠法综合手法有:靠紧、靠松、单靠、双靠等。

十一、摇　法

术者手握患肢关节进行上下、左右、屈伸摇转,称为摇法(图56)。

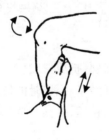

图56　摇　法

临床运用:

1. 摇法适用于四肢关节脱位或整复后摇动关节,有健肌强骨的作用。

2. 根据患肢情况施术。切忌新伤早摇、旧伤重摇、无伤多摇等。

3.摇法综合手法有:摇转、摇抖、摇提、摇扳等。

十二、拉 法

术者用两手分别握住患肢上下两端或由助手帮忙握住一端,用力拉开重叠骨折及脱位骨,称为拉法(图57)。

临床运用:

1.拉法运用于骨折重叠、关节脱位。

2.拉法有拉骨展筋,舒筋活络,散瘀解痉等作用。

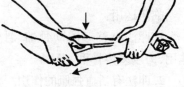

图57 拉 法

3.拉法综合手法有:拉扯、拉引、拉摆、拉挂等。

十三、顶 法

术者用拳、肘或膝顶、压、按脊椎骨突出椎节,称为顶法(图58)。

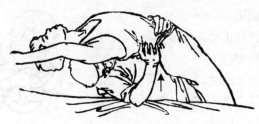

图58 顶 法

临床运用:

1.顶法适用于脊椎骨变形的正骨,顶回位后,可听见骨擦声。

2. 小孩切忌用顶法,宜用按法。

3. 顶法综合手法有:顶压、顶揉、顶按等。

十四、叩 法

术者用手指或掌根叩击患肢骨,称为叩法(图59)。

临床运用:

1. 叩法有整形震动骨骼、骨髓的
作用,力度多传骨里。

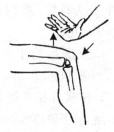

2. 叩法有活血强肌的作用。

3. 叩法综合手法有:叩挤、轻叩、
重叩、叠叩、拍叩等。

图59 叩 法

十五、端 法

术者两手抱患者头(一手托下颌,一手扶住顶骨)左右前后
扳端(图60)。也可取坐姿,两手握患者两肩分别左右转动患者
腰部,称为端法。

临床运用:

1. 端法有正骨复位、动骨舒筋、散
寒行气的作用。

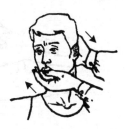

2. 一般施端法时,应先活动患部,
然后施术。有错位的椎体,应辨别原
因,切不可乱动手法。

3. 端法综合手法有:端摇、端扳、
端提等。

图60 端 法

第三章　经外奇穴推拿

第一节　常用经外奇穴部位

经外奇穴即十四经以外的穴位,这些奇穴有的以疗效神奇而称为奇,有的以离经别络而称为奇,有的以开辟新穴而称为奇。

一、头颈部

见图 61。

四神聪

【部位】　百会穴前后左右各 1 寸处,计 4 穴。

【功效】　安神醒脑。

【主治】　头痛眩晕,失眠健忘,癫痫,脑伤后遗症。

印堂

【部位】　额部眉间正中点。

【功效】　祛风镇惊。

【主治】　头风痛,感冒,头重,惊搐,小儿急慢惊风。

头缝

【部位】　头额部额曲发际处,左右计 2 穴。

【功效】　醒神镇痛。

【主治】　头目昏沉,太阳痛,偏头痛。

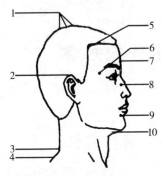

图 61　头颈部

1. 四神聪　　2. 耳尖　　3. 百劳
4. 崇骨　　　5. 头缝　　6. 太阳
7. 印堂　　　8. 鼻通
9. 夹承浆　　10. 上廉泉

太阳

【部位】　眉梢与目外眦之间向后约 1 寸处凹陷中。

【功效】　镇痛祛风。

【主治】　头痛,目疾,感冒,脑伤后遗症。

鼻通

【部位】　鼻唇沟上端尽处。

【功效】　通窍行气。

【主治】　鼻塞,伤风感冒,头额痛。

夹承浆

【部位】　承浆穴旁开 1 寸左右各 1 穴。

【功效】　活血镇痛。

【主治】　面瘫,偏头痛,牙痛。

耳尖

【部位】　头颞部之耳郭上左右计 2 穴。

【功效】　惊耳通窍。

【主治】　头目昏痛,耳聋。

上廉泉

【部位】　廉泉上 1 寸是穴。

【功效】　行气爽音。

【主治】　舌强,喑哑,咽喉疼痛,失语。

百劳

【部位】　大椎穴上 2 寸,旁开 1 寸。

【功效】 散寒泻热。

【主治】 颈项强痛,咳嗽,感冒风寒。

崇骨

【部位】 大椎穴上第1小椎处是穴。

【功效】 舒筋活血,祛风散寒。

【主治】 感冒,落枕,咳嗽,头昏痛。

二、身躯部

见图62~64。

大椎四花

【部位】 第2~3胸椎间隙起平开6分处,左右上下共4穴。

【功效】 镇咳泻热。

【主治】 百日咳,肺部疾患,颈寒痛。

背部之五柱

【部位】 第7颈椎棘突与第1、2、3、4胸椎棘突之间。2、3胸椎两侧1.5寸处,共6个穴位。

【功效】 通肺降逆。

【主治】 胸背痛,咳嗽,胸闷,椎体损伤。

九连环

【部位】 第1、3、5、7、9、11胸椎棘突与第1、3、5腰椎棘突之下方凹陷中,计9穴。

【功效】 正骨扶阳,通督调脏。

图62 身躯部
1.热府 2.大椎四花
3.佗脊

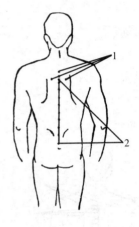

图 63　身躯部

1. 背部之五柱
2. 九连环

图 64　身躯部

1. 新肋头　2. 龙颔　3. 脐中四边
4. 丹田　5. 水道　6. 横骨

【主治】　脊椎病患,五脏病患,头昏目痛。

热府

【部位】　第 2 腰椎下两旁各 1.5 寸处。

【功效】　泻热散寒。

【主治】　伤风颈强,胸痛背痛,身困畏寒。

佗脊

【部位】　背腰部正中线旁开 8 分处,共计 34 穴。

【功效】　通腑调脏。

【主治】　脊椎痛,各种脏腑病患。

新肋头

【部位】　胸骨两侧第 1、2 肋骨间各 1 穴,第 2、3 肋间各 1
穴,左右计 4 穴。

【功效】　宽胸顺气,镇咳化痰。

【主治】　胸痹,咳嗽气喘。

龙颔

【部位】　鸠尾上 1.5 寸处。

【功效】　降逆和胃,舒展气血。

【主治】　心痛,心烦,心窝窜痛,胃寒,胃脘痛。

脐中四边

【部位】　脐中及四边是穴,上下左右各有 1 穴,共计 5 穴。

【功效】　镇痛调腑。

【主治】　脘腹痛,腹胀,腹泻,消化不良,便结。

丹田

【部位】　脐下 2 寸处。

【功效】　升化气机。

【主治】　腹痛,肾虚,阳虚,腹胀。

水道

【部位】　腹股沟部平耻骨联合上缘旁开2.5处。

【功效】　通调水道。

【主治】　尿血,肾虚腰痛,小便短赤,遗尿,尿闭。

横骨

【部位】　阴上横骨中央处。

【功效】　调阴扶阳。

【主治】　失精,五脏虚竭,阳痿,妇女月经不调,疝气。

三、上肢部

见图 65～67。

十宣

【部位】　10 指尖端,距爪甲约 1 分处。

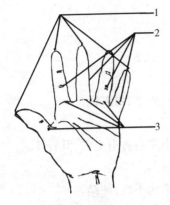

图65　上肢部(一)

1.十宣　　2.四缝

3.五经纹

图66　上肢部(二)

1.十宣　2.腰痛　3.十王

4.八邪　5.落枕

【功效】　救逆回阳。

【主治】　昏迷,休克,中暑,中风偏瘫,肢体关节病患,风热发烧。

四缝

【部位】　手四指内中节处。

【功效】　开胃健脾,调脏通腑。

【主治】　小儿疳积,小儿热咳,脾虚胃弱。

八邪

【部位】　手五指歧骨间,左右手各4穴。

【功效】　泻热止痛。

【主治】　烦热不安,头风牙痛,手臂红肿,四肢麻木。

五经纹

【部位】　手五指掌横纹处。

【功效】　调和脏气。

【主治】　五脏六腑气不和,四肢风湿麻木。

落枕

【部位】　手背第2、3掌骨间,掌指关节后约0.5寸处。

【功效】　止痛镇痉。

【主治】　落枕,肩臂痛,胃痛,四肢麻木。

腰痛

【部位】　手背、指总伸肌腱的两侧,腕背横纹下1寸处,一手2穴。

【功效】　通经活络。

【主治】　急性腰扭伤,腰胀,手臂疼痛。

十王

【部位】　手10指爪甲后正中赤白肉际处。

【功效】　醒神救逆。

【主治】　猝死,痧证,中暑,感冒,霍乱。

大指甲根(图67)

【部位】　大指爪甲后约1分处赤白肉际共3穴。

【功效】　泻热镇痛。

【主治】　咽喉肿痛,感冒鼻塞,肺热咳嗽。

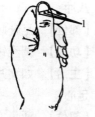

图67　上肢部
1. 大指甲根

四、下肢部

见图68~69。

气端

【部位】　足10趾之尖端左右计10穴。

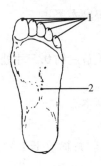

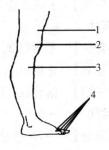

图 68　下肢部
1. 气端　　2. 足心

图 69　下肢部
1. 四强　　　2. 膝眼
3. 阑尾穴　　4. 八冲

【功效】　回阳救逆。

【主治】　中风,昏迷,足痛红肿,足趾麻痹。

八冲

【部位】　足趾歧缝间,两足共 8 穴。

【功效】　调经镇痛。

【主治】　妇女月经不调,足背扭伤,头痛腰痛,足转筋。

足心

【部位】　涌泉穴后 1 寸凹陷中处。

【功效】　通调肾气。

【主治】　肾虚遗精,妇女血崩,经期不调,头痛眩晕,下肢痉挛,小儿搐搦。

阑尾穴

【部位】　足三里穴下约 2 寸处。

【功效】　通腑调胃。

【主治】　下肢瘫痪,消化不良,胃脘痛。

膝眼

【部位】　髌骨尖两侧凹陷中。

【功效】　祛风燥湿。

【主治】　风湿膝关节痛,足腿筋痉挛,瘫痪。

四强

【部位】　髌骨上缘中点直上4.5寸处。

【功效】　通经活血。

【主治】　下肢痿痹,瘫痪,风湿关节痛。

第二节　常用经外奇穴推拿手法

经外奇穴一般是单穴独立存在,在推拿施术中多着重于单穴上的操作。所以,临床中除用十四经推拿手法外,还根据经外奇穴的特点,经常采用以下推拿手法。

一、点　法

术者用指迅速点在奇穴上,然后提起,称为点法(图70)。

临床发挥:

1. 正点　所点击部位的表面与术者指力方向成直角,力度垂直向里渗透。一般多在背腰部、胸腹部施术。

2. 斜点　所点击部位的表面与术者指力方向成一定角度,力度倾斜渗透经脉奇穴。一般多在头部、四肢施术。

3. 旋点　术者以指点入肌肤后,迅速旋转提起,致使力度入里后迅速扩散。一般多在腹部施术。

4. 长点　术者指点在奇穴上的时间较长,一般在半分钟以上,以患者奇穴有传导感为度。力度大小可根据奇穴的不同而

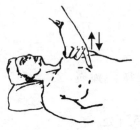

图 70　点　法

时轻时重,并多顺奇穴经脉用力。一般可在全身经外奇穴施术。

临床运用:

1. 点法有整骨调经,通经活络的作用。

2. 点法的力度大小应视患病部位、患者体质、患病性质等的不同而确定。

3. 在施术后多配合揉动,以减轻奇穴处的不适感。

二、掐　法

术者用拇指、食指的指端深掐奇穴暗自用力,称为掐法(图71)。

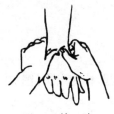

图 71　掐　法

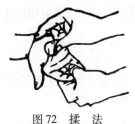

图 72　揉　法

临床发挥:

1. 掐络　有些奇穴多藏于络脉中,必须对掐分络寻找奇穴。一般多施术于面部、四肢。

2. 掐筋　有些奇穴在筋缝中,必须深掐筋缝,两指力度对锁筋中奇穴。一般多施术于背腰部、手足背部、头部。

3. 掐骨　有些奇穴附于骨膜上,必须掐重一些,使力度渗透于骨上。一般多施术于头部、四肢端部。

4. 重掐　掐时力度重、时间长,使患者有钻心疼痛的感觉。一般多施术于肢端部。

临床运用:

1. 掐法有救逆回阳,醒神泻热的作用。

2. 施掐法术者指甲绝不能留长,以免伤肌破皮,在施暗力时,应有节奏性。

3. 掐法的奇穴传导,多迅速敏感,可连通正经顺经传导,也可越经直线而行。

4. 掐法多用于救逆,临床中对一般患者施用此法时,应注意昏逆现象。

三、揉　法

术者用指腹揉动奇穴,称为揉法(图72)。

临床发挥:

1. 左右揉　奇穴多在经筋之间,左右摆动揉,将力度分散在拨揉的筋上。一般多施术于经筋奇穴上。

2. 上下揉　奇穴位于肌肉深部,上下顺肌肉揉动,使力度深透肌肉奇穴上。一般多施术于肌肉丰满处。

3. 回旋揉　奇穴位于脏腑、骨膜上,回旋揉动,使力度散透于骨膜、脏腑上。一般多施术于骨骼、头部、腹部。

临床运用:

1. 揉法多为经外奇穴推拿的起式手法和结尾手法。

2. 揉法有舒筋散寒,活血补虚的作用。

3. 揉法多有揉肤健肌,揉骨扶阳,揉穴舒经的功效,适应范围广。

四、压　法

术者用指腹或屈手指节按压奇穴,称为压法(图73)。

临床发挥:

1.压肌肉　奇穴多位于肌肉之间,屈指重压肌肉奇穴,一般多施术于背腰部、胸腹部。

2.压筋　奇穴多位于关节筋带中,指压筋中奇穴,一般多施术于四肢部位。

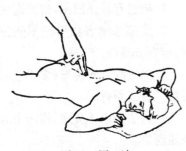

图73　压　法

3.压骨　奇穴多位于骨节上,指压骨骼奇穴,一般多施术于头部、肢端。

4.压脏腑　奇穴多位于相应脏腑的体表,指压脏腑奇穴,一般多施术于腹部、胸部、腰部。

临床运用:

1.压法有活血散瘀,调经活络的作用。

2.压法的力度运用,一般有间隔性,即轻压—重压—轻压,这样不会损伤经络气血。

3.用单指压而力度不够时,可双手叠指重压或用手握硬性物协助叠压。

第四章　　经筋弹拨推拿

第一节　十二经筋

人体全身经筋按部位分为手三阴、足三阴、手三阳、足三阳，并与十二经相似，即为十二经筋。经筋均起于四肢末端，结聚于关节、骨骼、胸腹内，但不像经脉那样属络脏腑，各有一定属络部位，分别介绍如下。

一、手太阴经筋

部位：起始于大指之上，沿大指上行，结于鱼后；行寸口动脉外侧，沿前臂上行，结于肘中；向上经过上臂内侧，进入腋下，出缺盆部，结于肩髃前方；其上方结于缺盆；自腋下行的从下方结于胸里；分散通过膈部，与手厥阴经之筋在膈下会合，达于季胁（图74）。

常见症状：胸闷，胁肋拘急，上逆吐血，肺热肺寒，臂胸痛，手内侧拘紧掣痛。

施术部位：胸前部（中府、云门）、手臂内侧（侠白、尺泽）、肘中、腕部（太渊）。

二、手阳明经筋

部位：起始于大指次指桡侧端，结于腕背部；向上沿前臂，结

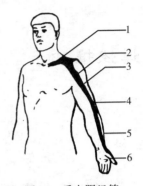

图74　手太阴经筋

1.缺盆　2.肩前髃　3.腋

4.肘中　5.鱼后　6.大指

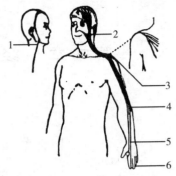

图75　手阳明经筋

1.颌　2.颊　3.肩髃　4.肘外

5.腕　6.大指次指桡侧端

于肘外侧;经上臂外侧,结于肩髃部;分出支经绕肩胛处,夹脊柱两旁;直行的经筋从肩髃部上走颈;分支走向面颊,结于鼻旁颧部;直上行的走手太阳经筋前方,上左侧额角者,结终于头部向下至右侧下颌(图75)。

常见症状:风寒头痛,肩痹颈寒,肘痛,手臂拘紧疼痛。

施术部位:手虎口(合谷)、肘外侧(手三里、曲池)、肩颈部(肩髃、扶突)、头部(太阳)。

三、手少阴经筋

部位:起始于手小指内侧,结聚于腕后锐骨处,向上结于肘内廉,上入腋内,交手太阴经筋,循行于乳里,结聚于胸中,沿膈向下联系于脐部(图76)。

常见症状:身困畏冷,手臂转筋疼痛,胸部胀满,心悸,怔忡。

施术部位:手臂腋窝(极泉)、肘内侧、腕内侧。

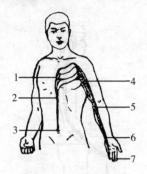

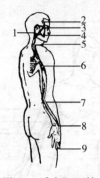

图 76　手少阴经筋

1.胸中　2.贲　3.脐
4.腋　5.肘内廉　6.锐骨
7.小指

图 77　手太阳经筋

1.耳后完骨　2.颔　3.外眦
4.颌　5.颈　6.腋下
7.肘内锐骨后　8.腕　9.小指上

四、手太阳经筋

部位:起始于手小指的上边,结于腕背,上沿前臂内侧,结于肘内锐骨后,以手弹该骨处,有感传可及于手小指之上,进入后,结于腋下;其分支走肘后侧,向上绕肩胛部,沿着颈旁出走足太阳经筋的前方,结于耳后乳突部;分支进入耳中;直行的出于耳上,向下结于下颌处,上方的连属于眼外眦(图77)。

常见症状:肩胛寒痛,臂不能举,颈寒,耳鸣,耳痛,眼目昏花,偏头痛,肘腕转筋,手指麻木。

施术部位:手腕部(腕骨)、肘部(小海)、肩臂部(肩贞、曲垣、天宗、肩中俞)、头颈部(天容、颊车、完骨、太阳)。

五、手厥阴经筋

部位:起始于中指,与手太阴经筋并行,结于肘内廉;上经上臂的内侧,结于腋下;分支进入腋内,散布于胸中,结于膈部(图78)。

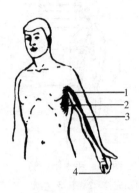

图78 手厥阴经筋
1.腋下 2.胁
3.肘内廉 4.中指

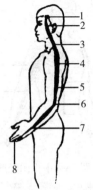

图79 手少阳经筋
1.角 2.外眦
3.颈 4.肩
5.臑外 6.肘
7.腕中 8.小指次指

常见症状:胸痛,心窝痛,手内侧转筋,心烦,心悸。

施术部位:手臂内侧(天池、曲泽)、肘腕部(内关、劳宫)。

六、手少阳经筋

部位:起始于小指次指端,结于腕中;走向前臂外侧,结于肘尖部;向上绕行于上臂外侧,上循肩部,走到颈部会合手太阳经筋;分支由下颌角部进入,联系于舌根;一支上下颌处沿耳前,属目外眦,上达颞部,结于额角(图79)。

常见症状;牙痛,肩痛,颈强,喉舌疼痛,身困畏寒,音哑语闭,偏头痛。

施术部位:肘腕部(中渚、外关、四渎)、肩臂部(臑会、肩髎、天髎)、头颈部(翳风、颊车、太阳)。

七、足阳明经筋

部位:起始于中三趾(足次趾、中趾及无名趾),结于跗上,斜向外行后附于腓骨,上结于胫外侧,直上结于髀枢,又向上沿胁部,属于脊;其直行的上沿胫骨,结于膝部,分支之筋结于外辅骨部,合并足少阳经筋;直行的沿伏兔上行,结于大腿部,而聚会于阴器。再向上分布到腹部,至缺盆处结集;再向上至颈,夹口旁,合于鼻旁颧部,相继下结于鼻,从鼻旁合于足太阳经筋。太阳经筋为目上纲,阳明经筋为目下纲。另一分支之筋,从面颊结于耳前部(图80)。

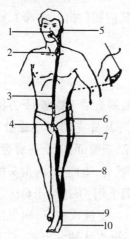

图80 足阳明经筋

1.鼻 2.缺盆 3.腹 4.阴器
5.耳前 6.髀枢 7.髀 8.膝
9.跗上 10.中三趾 11.脊

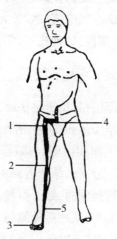

图81 足太阴经筋

1.髀 2.膝内 3.大趾

4.阴器 5.内踝

常见症状:腹筋急痛,转筋,膝关节痛,疝气,胁肋痛,踝外伤。

施术部位:踝关节正面、膝部(足三里、伏兔)、大腿内前侧(冲门、髀关)、胁肋部(章门)。

八、足太阴经筋

部位:起始于足大趾内侧端,上行结于内踝,直行向上结于膝内辅骨(胫骨内髁部),向上沿着大腿内侧,结于股前,会聚于阴器部;向上到腹部,结于脐;再沿着腹内结于肋骨,散布到胸中,在内的经筋则附着于脊旁(图81)。

常见症状:两胁痛,转筋痛,阴痛,小腹痛,妇科疾患。

施术部位:腹部(关元、中极)、大腿内侧(冲门、血海)、膝踝内侧(阴陵泉、地机、三阴交、公孙)。

九、足太阳经筋

部位:起始于足小趾,上结于外踝,斜上结于膝部,下方沿足外侧结于足跟,向上沿跟腱结于腘部;其分支结于小腿肚(腨外),上向腘内侧,与腘部一支并行上结于臀部;向上夹脊旁,上后项。分支入结于舌根。直行者结于枕骨,上向头项,由头的前方下行到颜面,结于鼻部。分支形成目上纲,下边结于鼻旁。背部的分支,从腋后外侧结于肩髃部位;一支进入腋下,向上出缺盆,上方结于完骨(耳后乳突);再有一分支从缺盆出来,斜上结于鼻旁部(图82)。

常见症状:足趾痛,跟痛,腘挛,项筋急,肩不举,缺盆中拧痛,寒湿入肾,背心惊寒。

施术部位:膝腕部(昆仑、仆参、承筋、委中、委阳)、腰腿部(承扶、环跳、腰眼)、胸背部(膏肓、中府、肩胛处)、头颈部(缺盆、风池、攒竹)。

十、足少阴经筋

部位:起于足小趾下边,入足心部,同足太阴经筋斜走内踝下方,结于足跟,与足太阳经筋会合;向上结于胫骨内髁下,同足太阴经筋一起向上行,沿大腿内侧,结于阴器,沿脊膂(脊旁肌肉)里夹脊,上后项结于枕骨,与足太阳经筋会合(图83)。

常见症状:足转筋,脊椎痛,肾虚阳痿,遗尿,月经不调,小腹寒痛。

施术部位:膝腕部(三阴交、涌泉)、大腿内侧、颈后窝。

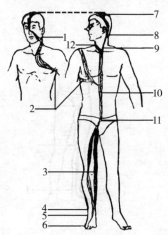

图82 足太阳经筋

1. 完骨 2. 腋下 3. 腘内 4. 跟
5. 踝 6. 足小趾 7. 头 8. 枕骨
9. 项 10. 夹脊 11. 臀 12. 舌本

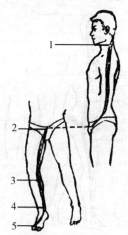

图83 足少阴经筋

1. 枕骨 2. 阴器 3. 内辅下
4. 踵 5. 小趾下

十一、足少阳经筋

部位:起于小趾次趾,上结于外踝;再向上沿胫外侧结于膝外侧。其分支另起于腓骨部,上走大腿外侧,前边结于伏兔(股四头肌部),后边结于骶部。直行的经侧腹季胁,上走腋前方,联系于胸侧和乳部,结于缺盆。直行的上出腋部,通过缺盆,走向太阳经的前方,沿耳后上绕到额角,交会于头顶,向下走向下颌,上方结于鼻旁,分支结于外眦成外维(图84)。

常见症状:足转筋,胁肋痛,腘筋挛,心悸,胸闷,颈寒,头风痛。

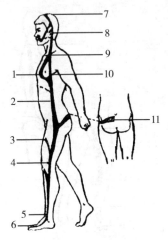

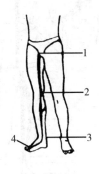

图84　足少阳经筋

1.鹰乳　2.肋胁　3.伏兔　4.外辅骨

5.外踝　6.小趾次趾　7.巅上

8.耳后　9.缺盆　10.腋　11.尻

图85　足厥阴经筋

1.阴器　2.内辅下

3.内踝前　4.大趾上

施术部位:膝踝部(悬钟、阳陵泉)、大腿外侧(伏兔、中渎、环跳)、胁肋部(期门、天池、中府、鹰乳)、头颈部(缺盆、翳风、头维、听宫)。

十二、足厥阴经筋

部位:起始于足大趾的上边,向上结于内踝前方;向上沿胫骨内侧,结于胫骨内髁之下;再向上沿大腿内侧,结于阴器部位而与诸筋相联络(图85)。

常见症状:阴股痛,转筋,遗尿,尿闭,小腹痛,心烦头昏,阳痿不举,月经不调,足肿。

施术部位:内踝部(三阴交、中封)、内膝部(膝关、曲泉)、大腿内侧(五里、冲门)。

第二节 常用经筋弹拨推拿手法

经筋弹拨推拿手法与其他推拿手法是有区别的。民间习惯一般常用弹、拨二法治筋,所以在民间就把弹、拨二法称为经筋弹拨推拿。其实根据经筋的不同病状和部位,在临床治疗中,还有其他手法,下面分别介绍。

一、揉筋法

术者用手指或者掌根轻缓地揉动经筋,称为揉筋法(图86)。

按临床治法分为:

1. 顺筋揉 顺着经筋的方向上下揉动。

2. 横筋揉 用双手指横向经筋方向左右分揉。

3. 乱筋揉 用指或掌旋转来回地揉动经筋。

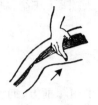

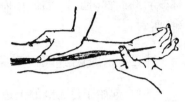

图86 揉筋法   图87   按筋法

临床运用：

1. 揉筋法有舒筋活络的作用。

2. 揉筋法适用于筋僵、筋挛等症状。

3. 揉筋法一般以肤热为度。

二、按筋法

术者用手指按在经筋上或经筋之中的穴位上，称为按筋法（图87）。

按临床治法分为：

1. 按筋膜   用指按在筋膜上有节奏地一按一松地进行。

2. 按筋腹   用指按在筋腹上稍加揉动，然后提起。

3. 按筋跟   用指或掌根按在经筋的根部（即筋的两端起止点），按时逐渐加力。

临床运用：

1. 按筋法有强筋健骨的作用。

2. 按筋法适用于筋聚、筋粗的症状。

3. 按筋法不宜用力过猛，因筋喜揉不喜按。

三、拿筋法

术者用手指分别对拿经筋上提，然后放松，称为拿筋法

（图88）。

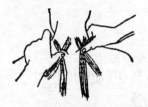

图88 拿筋法　　　　　　　图89 推筋法

按临床治法分为：

1.拿筋腹　用手指对拿经筋中部然后提起放松。

2.拿肌肉　用手指顺肌肉握拿上提并稍揉捏。

3.拿韧带　用手指拿住韧带，左右扭提。

临床运用：

1.拿筋法有散寒泻热的作用。

2.拿筋法适用于筋聚、筋缩、筋寒等。

3.在拿提时一般多配合捏揉的手法。

四、推筋法

术者用指腹或掌根推行经筋，称为推筋法（图89）。

按临床治法分为：

1.分推经筋　用两指向左右分推经筋。

2.直推经筋　顺经筋走向上下直行推行。

3.斜推经筋　斜向经筋方向做旋转推行。

4.推断筋　从两端向损伤经筋处推行，然后包扎固定。

临床运用：

1.推筋法有行气活血的作用。

2.推筋法适用于筋断、筋转、筋聚等。

3.推筋时力度的大小要灵活运用,一般以用力深透经筋之中为度。

五、摩筋法

术者用指腹或掌轻轻地摩动经筋,称为摩筋法(图90)。

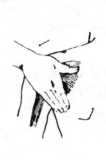

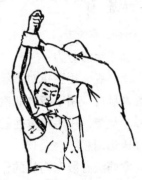

图90　摩筋法　　　　　　图91　弹筋法

按临床治法分为:

1.**摩指(趾)筋**　术者用四指横向手指或足趾摩动经筋,用力以轻揉为度。

2.**摩头筋**　术者用指顺头筋进行摩动,速度稍快,以有热感为度。

3.**摩关节筋**　术者用掌来回上下摩搓关节经筋,力度柔而有力。

临床运用:

1.摩筋法有缓痛安神的作用。

2.摩筋法适用于筋麻木、筋僵、筋挛等。

3.摩筋法主要运用于表面经筋。

六、弹筋法

术者用指尖勾起经筋,然后弹下,或用指直接弹筋,叫弹筋法(图91)。

按临床治法分为:

1. 弹筋腹 用手指勾起,弹经筋中节部位。

2. 弹浅筋 用手指直接弹向四肢浅部经筋。

3. 弹乱筋 用手指在深部勾起乱筋,然后弹下。

临床运用:

1. 弹筋法有调理经筋的作用。

2. 弹筋法适用于筋翻、筋缩、筋乱、筋寒等。

3. 弹筋法多与拨法配合运用。

七、拨筋法

术者用手指深掐经筋,然后左右上下拨动,称为拨筋法(图92)。

按临床治法分为:

1. 拨错筋 因经筋离槽,用手指尖深掐拨筋归槽,一般应左右拨动。

2. 拨乱筋 因经筋抽动乱槽或因扭挫致伤,可用手指尖分拨乱筋,一般应旋转拨动。

3. 拨寒筋 因风寒入经筋,导致筋粗、筋硬、筋僵,可用手指拨寒筋,分离经筋,一般上下拨动。

临床运用:

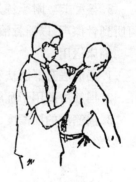

图92 拨筋法

1. 拨筋法有乱筋归槽、分筋散寒的作用。

2. 拨筋法广泛适用于一切经筋损伤症状。

3. 拨筋法多与揉筋法配合运用,可施术于全身经筋。

八、摇筋法

术者一手固定患肢上部,另一手摇动患肢下部,称为摇筋法(图93)。

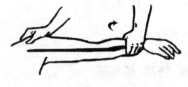

图93　摇筋法

按临床治法分为:

1. 摇乱筋　因经筋损伤离槽,术者可左右摇动患肢,松解乱筋。

2. 摇转筋　因经筋伤风受寒,筋转强硬,术者可上下屈伸摇动患肢以舒展经筋。

3. 摇关节　附于各关节处的经筋受寒或筋错,摇动骨关节可听到骨擦声,以摇骨治筋。

临床运用:

1. 摇筋法有舒筋祛邪的作用。

2. 摇筋法适用于乱筋、转筋、寒筋等。

3. 摇筋法的摇摆度,应根据筋伤症状而定,切不可猛摇、重摇,以免伤筋。

九、引筋法

术者用手牵引患肢经筋,称为引筋法(图94)。

按临床治法分为:

1. 引缩筋　因经筋萎缩,需用手拔伸,牵引经筋。

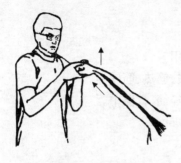

图94 引筋法

2.引僵筋 因经筋伤寒僵硬粗大,用手牵引经筋,一般可上下端同时牵引。

3.牵引关节 用手牵引关节,以活动骨关节来拔伸经筋。

临床运用:

1.引筋法有牵筋缓急的作用。

2.引筋法适用于筋缩、筋僵、筋挛等。

3.引筋法在施术中力度不宜过大,但应持续。

十、压筋法

术者用指、掌、肘、足压在经筋上,称为压筋法(图95)。

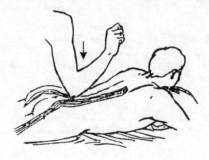

图95 压筋法

按临床治法分为:

1.压筋腹 用掌侧或肘,重压在经筋中节部位。

2.压筋跟 用手指重压经筋两端根部。

3.重压筋 术者用足重重踩压在肌肉丰满的经筋处,以经筋感酸、麻、胀为度。

临床运用：

1.压筋法有舒筋活血的作用。

2.压筋法适用于筋粗、筋聚、筋热、筋硬等。

3.压筋法力度一般可深透经筋、骨骼中。

第五章 窍穴奇术推拿

第一节 九 窍

九窍即两眼、两耳、两鼻、口、前阴、肛门。人体之窍为先天所生,各窍分别与各脏相连。内病外表多从九窍入手;反之,诊治九窍疾病,可从外窍引动内脏,也可治愈内病。

一、眼 窍

部位:两眼,分两眼眶、两目(图96)。

开窍:肝开窍于目,五脏精气上注于目。

窍穴:睛明、攒竹、丝竹空、瞳子髎、承泣。

奇穴:睛中、太始、太素、内睛明、脑静。

主治:头昏头痛,眼目昏花,目胀目肿,肝疼胁痛,心烦意乱,失眠多梦,足痛麻木等。

眼窍推拿手法:

1. 推眼眶 从睛明穴用两拇指分推至承泣穴,然后返回推行。

2. 捏眼轮 用拇、食指尖对捏眼眶上的各穴,顺时针捏动。

3. 擦眼角 用拇指迅速地往上擦内眼角,以觉热为度。

4. 掐脑静 术者用食、中指分别深掐两眼脑静奇穴,患者顿感眼胀、痛、麻,然后迅速松指,患者顿觉眼睛清亮分明。

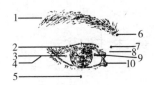

图96　眼　窍

1.丝竹空　2.睛中　3.太素

4.瞳子髎　5.承泣　6.攒竹

7.睛明　8.脑静　9.太始

10.内睛明

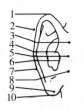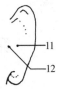

图97　耳　窍

1.耳尖　2.颅息　3.耳门

4.耳中　5.听宫　6.耳孔

7.瘈脉　8.听会　9.耳垂

10.翳风　11.耳壳后　12.阳维

5.揉睛中　患者两眼紧闭,用手指轻轻地按在睛中穴上揉动。

6.按太始、太素　患者两眼紧闭,两手分别用食、中指按在太始、太素奇穴上,力较轻微,患者闭目旋转眼球,可上下左右旋转,睁眼后顿觉清晰光亮。

7.顶眼骨　用拇、食指背面,分别顶上下眼眶骨,指尖稍陷眼中。

8.震睛球　患者闭眼,用一掌贴于眼上,另一手半握拳,轻轻地叩击掌背,力度宜轻,震动睛球。不宜重叩。

二、耳　窍

部位:耳,分耳轮、耳孔(图97)。

开窍:肾开窍于耳。

窍穴:耳门、听宫、听会、翳风、瘈脉、颅息,一切耳穴。

奇穴:耳中、耳孔、耳尖、耳垂、阳维、耳壳后。

主治:偏头痛,肾虚,耳鸣耳聋,一切耳疾和各种内脏病。

耳窍推拿手法:

1. 揉耳门　用手指对揉耳门穴。

2. 推耳后　用手指推耳后颅息、瘈脉、翳风3穴。

3. 擦两听　用手指迅速擦听宫、听会2穴,以肤热为度。

4. 捏耳垂　用拇指、食指对掐揉耳垂。

5. 捏耳轮　用指尖对掐耳轮及一切耳穴。

6. 塞耳孔　用手指塞入耳孔,患者深吸一口气鼓耳配合,然后术者手指放松,顿觉听力增强。

7. 鼓耳心　用两掌捂耳,患者深吸一口气,鼓耳配合。术者手指弹脑后,患者顿觉脑后耳内有震动感,放松后有脑醒耳聪的感觉。

8. 吹耳膜　将耳揉动后,用嘴微微吹气入耳,然后用掌贴上揉动。

9. 震耳窍　用掌贴于耳上,另一手半握拳叩击掌背,力度宜轻,震动内耳。

三、鼻　窍

部位:一鼻两孔,分鼻梁、鼻柱(图98)。

开窍:肺开窍于鼻。

窍穴:迎香、人中、素髎、禾髎。

奇穴:山根、鼻交、鼻准、鼻柱、内迎香、鼻流、夹鼻。

主治:鼻衄,鼻塞,感冒流涕,伤风头痛,昏迷,肺疾。

鼻窍推拿手法:

1. 掐人中　用手指尖深掐人中穴。

2. 揉迎香　用两指揉动迎香穴,以鼻内通气为度。

3. 按素髎　用拇指按素髎穴,以有酸胀感为度。

4. 推鼻梁　用拇指顺鼻梁上下推行。

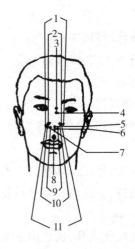

图 98　鼻　窍

1. 内迎香　2. 夹鼻　3. 山根
4. 鼻交　5. 鼻准　6. 素髎
7. 鼻柱　8. 人中　9. 鼻流
10. 禾髎　11. 迎香

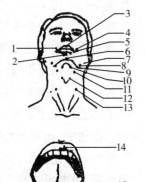

图 99　口　窍

1. 吊角　2. 承浆　3. 兑端
4. 地仓　5. 燕口　6. 地合
7. 颊车　8. 大迎　9. 蛾根
10. 外金津玉液　11. 廉泉
12. 洪音　13. 人迎　14. 悬命
15. 舌柱　16. 唇里

5. 捏鼻孔　用两指对掐揉两鼻孔,患者有酸胀感冲鼻。

6. 捏鼻柱　两指尖伸进鼻内对捏鼻柱骨,患者有刺痛感。

7. 拿夹鼻　用拇、食两指对拿夹鼻,微微上提。

8. 弹山根　用手指背侧弹山根奇穴,以肤微红为度。

四、口　窍

部位:口分唇、齿、舌、喉(图 99)。

开窍:脾开窍于口,心开窍于舌。

窍穴:承浆、地仓、兑端、人迎、廉泉、颊车、大迎。

奇穴:燕口、悬命、舌柱、唇里、地合、吊角、外金津玉液、蛾根、洪音。

主治:昏迷不醒,中风偏瘫,口闭舌僵,舌烂苔厚,牙齿肿痛,咽喉肿痛,失音。

口窍推拿手法:

1. 揉舌柱　用两指尖拿住舌柱轻微揉动。

2. 掐兑端　用指尖深掐兑端穴。

3. 按承浆　用指尖重按承浆穴。

4. 按颊车　用两拇指对按颊车穴。

5. 推下颌　用两手指分推下颌骨,可来回推行。

6. 揉人迎　用拇、食两指对揉人迎穴。

7. 勾津液　用拇、食指分别勾住外金津玉液穴,往上提。

8. 拿洪音　用两指拿住洪音穴,患者以吞咽动作配合。

9. 顶蛾根　用两指上顶蛾根奇穴。

10. 锁口　用两指同时按在承浆、人中穴处,可上通督脉,下连任脉,以有胀痛感为度。

五、阴 窍

部位:男和女,其前阴各不相同。男子前阴分阴茎、睾丸,女子前阴分阴蒂、阴唇、阴户(图100)。

开窍:膀胱通于水道,肾开窍于二阴。

窍穴:横骨、曲骨、气冲、会阴。

奇穴:龙骨、玉泉、卒癫、阴茎头、泉门、玉门、睾丸、金门、关门。

主治:遗尿,尿闭,男子肾虚阳痿,梦遗滑精,疝气,女子月经不调,胎儿不下,难产,小腹痛,崩漏。

阴窍推拿手法:

1. 捏睾丸　一手揉脐中,一手捏揉睾丸,有热感传入腰肾,

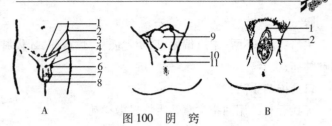

图100　阴窍

A.男子阴窍

1.曲骨　2.横骨　3.气冲　4.龙骨
6.玉泉　6.关门　7.卒癫　8.阴茎头
9.睾丸　10.金门　11.会阴

B.女子阴窍

1.泉门　2.玉门

可大补肾气。

2.按气冲　用手指按压气冲穴,以有胀痛感为度。

3.掐卒癫　用指掐卒癫奇穴。常用于昏死患者,如患者惊动,则有救。

4.掐泉门　用指掐泉门奇穴。常用于妇人难产、胞衣不下的情况。

5.弹睾丸　用指轻弹睾丸,常用于癫狂患者。

6.勾金门　用中指屈弯,勾金门奇穴。

7.拿关门　用两指同时对拿关门奇穴。

8.拨龙骨　用指尖轻微地拨动龙骨奇穴。

六、肛　窍

部位:肛门(图101)。

开窍:肛门为大肠的通道。

窍穴:长强、会阳、会阴。

奇穴:玉田、淋泉、腰奇、下椎。

主治:腹泻,便秘,霍乱,小便短赤,痔疮,腰骶疼痛。

肛窍推拿手法:

1.揉长强　用拇指按揉长强穴。

2.勾会阴　用中指屈弯勾会阴穴。

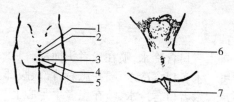

图101 肛 窍

1.腰奇 2.下椎 3.会阳 4.玉田 5.长强
6.会阴 7.淋泉

3.点腰奇 用指点叩腰奇穴。

4.推尾椎 从肛上向尾椎处推骶椎有止泻作用,往下推有治便秘作用。

5.冲肛窍 用中指点击冲动肛门处,患者顿觉有胀、麻、痛感。

6.顶淋泉 用两指向上顶住淋泉穴。

7.震肛窍 用拳拍击肛外部,力度由轻到重。

8.探肛内 用手指深探肛内,来回揉动。一般多用麻油润滑指节。

第二节 奇 术

奇术,有操作技术之奇,有疗效显著之奇,有未解谜底之奇。但奇术被人们认识掌握后,就不足为奇了。下面分别介绍几种民间常用奇术推拿的方法。

一、惊 法

操作方法:术者口含冷水,乘患者不备,突然把水喷到患者身上。患者顿感受惊,神志清醒(图102)。

功效:以惊救逆,醒神宁志。

主治:中暑昏倒,热厥入心,心烦口燥,癫狂,身热大汗,产妇子肠不收。

临床发挥：

1. 惊头　术者口含冷水,喷在患者头面部。

2. 惊背腹　术者口含冷水,喷在患者背部、腹部。

3. 惊手足　术者口含冷水,喷在患者手足心上。

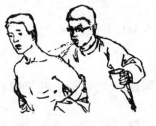

图102　惊　法

治病机理：

1. 惊法可动神、醒神　凡中暑身热、昏迷不醒者,受冷水猛然刺激,热肤遇冷,心必惊,顿觉一股清凉感入心,可立即醒神散热。

2. 惊法可乱神、宁志　凡癫狂者热逆心包,神志不清,阴阳倒逆,遇冷水一惊,必乱中添惊,心惊神必动,惧怕无比,阳逆渐退,神志可转清醒。

3. 惊法可收提内脏　凡产妇子肠不收,出血不止,遇冷水一惊,必惊骇身缩,内脏相应收提,气机回升,达到收提止血的目的。

注意事项：

1. 惊法多适用于热厥证,不宜于寒证。

2. 惊法不宜喷在有创伤的皮肤上,以免感染。

3. 惊法应结合临床辨证运用,不可随意使用。

二、引　法

操作方法:根据患者疼痛的不同性质,在痛的对立面选穴,施行各种强刺激手法,并有意提醒患者,让其注意力集中到所选穴位上,以产生强刺激性酸、麻、胀、痛感。术者松手后,患者顿感疼痛减轻或消失(图103)。

功效:引痛镇痛,行气活血。

主治:一切急性痛证。

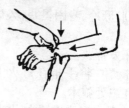

图103　引　法

临床发挥：

1. 近痛远引　在距患者疼痛点较远处取奇穴以导引疼痛。一般在四肢上取穴。

2. 上痛下引　头痛可直接在脚上取穴，往下引痛点。

3. 左痛右引　左侧经痛，可取右侧奇穴以导引痛点，右痛同时也可左引，使左右气血调和。

治病机理：

1. 引法可行气活血　凡血瘀和气滞的痛证，通过引的手法，增加远端穴的气血循行，达到行气导滞，活血化瘀的目的。

2. 引法可调阴平阳　凡脏腑内痛证，系阴阳失调所致，通过以痛引痛，从外导内，调节脏腑气机，扶阴平阳，疏通脏气，以收调和脏腑功能之效。

3. 引法可泻热散寒　凡风热外寒入侵，使人上热下寒或寒热相间，可引痛发汗，散寒解毒，也可引痛祛风泻热，清热避暑。

注意事项：

1. 引法多适用于实证疼痛和急性痛证，凡体虚、老、弱、幼等，应禁用重手法。

2. 用引法在随意选穴时，应注意以有穴位的传导感为宜。术后要稍轻揉穴位，以缓解穴位刺激后的不适感。

3. 引法在临床中，对大多数病能起治标的作用，一般可立缓疼痛。诊治病时，应辨证施治，以便治标动本，争取根治。

三、烫　法

操作方法：术者将手指或其他硬物在灯火上烤热，然后按压在患者痛处，使患处增热，患者可感到肤热渗透入里（图104）。

功效：祛寒止痛，活血祛痹。

主治：风寒头痛，寒痹身疼，胃寒腹泻，胸心痛，小儿急慢性

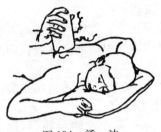

图104　烫　法

惊风,四肢厥冷,身困畏寒,久病体虚。

临床发挥:

1. 指烫　将手指在灯火上烤烫后在患处施术。

2. 搓烫　将手掌在灯火上烤烫后,在患者一定部位上来回搓擦生热发烫。

3. 硬烫　将木质物烤烫后,贴于患处。

治病机理:

1. 烫法可祛寒散邪　风寒头痛,胃寒腹泻者,多喜热畏寒,用烫法施术后患者顿感心热内生,热肤寒散,全身得暖,寒邪外出。

2. 烫法可活血止痛　因瘀血凝滞,阻滞经络,疼痛不止者,用烫法施术,可烫中生热,热感直达病处,起到化瘀通络,行散瘀滞,镇痛活血的作用。

3. 烫法可扶阳固表　因久病体虚,阳虚气弱者,用烫法施术阳经,可扶阳通经,固表防寒,生热暖脏,调和气血。

注意事项:

1. 烫法多适用于寒证、虚证,不宜用于热证、实证。但某些热证肿痛,也可以热攻热,使热极化瘀消肿。

2. 烫法施术可按经选穴,多选阳经穴。按痛而论,多在痛点施术。

3. 施术用的烫具,不宜过烫,以免烫伤皮肤。

四、吹　法

操作方法:术者深吸一口气,同时迅速拍打患者应吹部位或经络,推擦至肤红为度,再慢慢地将嘴里的气吹在患处,患者顿觉有气感渗透入里(图105)。

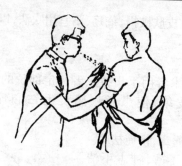

图105　吹　法

功效:以气行气,以气补虚。

主治:气虚无力,气滞窜痛,身热无汗,气陷体虚,气滞血瘀。小儿发烧,气弱,汗多。

临床发挥:

1.吹窍　将气直接吹在九窍上。

2.吹经　将气直接吹在经脉上,可沿经脉吹送。

3.吹穴　将气直接吹在穴位上。

4.吹热　术者吸气后,嘴闭片刻,然后吹出的气即有热感。

5.吹冷　术者吸气后立即吐出,气即有冷感。

治病机理:

1.吹法可补气虚　凡气虚者,身软无力,困倦难言。吹阳经之气,可助阳气运行;吹阴经之气,可助阴气回归。

2.吹法可行气滞　凡气滞者,窜痛不定,吹痛处可行气导滞,引气归经回原。

3.吹法可宣通腠理　凡身热无汗、腠理不宣者,吹五心(手、足、背心),可疏通络脉,行气发表,内外导通,散热降热。

注意事项:

1.吹法多适用于气虚、气滞、身热无汗等。

2.术者平常练习气功深呼吸时,使嘴中气吐出成为一束,令其有一股冲击力为宜。

3.凡外伤性皮肤破损、疮疡,不宜用吹法,以免散毒走邪。

五、拔　法

操作方法:术者用手指拔患者一定部位的毫毛或腋毛、头发,直接刺激皮络,使患者顿感皮毛钻心惊痛,神魂大振(图106)。

功效:醒神通窍,镇痛祛邪。

主治:昏迷不醒,神志不清,癫狂,各种痛证。

临床发挥:

1.拔皮毛　拔扯一定部位的汗毛及腋毛。

2.拔窍毛　拔扯在九窍上的毛发。

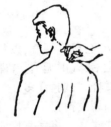

图106　拔　法

3.拔扯毛　术者拔而不扯毛,一拔一松,不要用力过猛,以免伤皮。

治病机理:

1.拔毛可行气活血　肺主皮毛,毛为肺表,为气血所养,拔毛能惊络动气、行气活血。

2.拔毛可醒神通窍　皮络束毛,与里相通,惊皮动毛,神志震动,可起到动外调内的作用。

3.拔毛可镇痛祛邪　人知其痛,为经络气机所传,动络拔毛,可调络安神镇痛,以治表入里,引邪外出。

注意事项:

1.拔毛适应证范围广泛,对一些疑难杂症也可以施术。

2.拔扯毫毛,不要成束拔扯,一次最多可拔4根毛,不可过多。

3.拔毛时应对症施术,看部位拔毛,切不可损伤皮肤。

六、勒　法

操作方法:术者抓住患者衣物或用毛巾往上勒提,然后放下,患者顿感轻松(图107)。

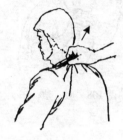

图107 勒　法

功效:束络提经,活血行气。

主治:气血狂逆,不明原因昏死,急性头痛及腰痛,各种疑难杂证。

临床发挥:

1. 勒颈　患者坐位,术者站其背后,抓住患者衣领往上或往后勒。

2. 勒腰　患者躺在地上,术者抓其腰带往上勒提。

3. 勒肢　术者勒紧患者衣裤袖套,往上勒动。

治病机理:

1. 勒法可束络活血　当术者将某部位勒紧时,患者可感到气血上下受阻,不得通行,猛然一放时,患者顿觉全身轻松,气血流畅。

2. 勒法可束经调气　当患者气逆而气不归经时,勒后经束气息,猛然一放,以血导气,气血重新顺经而行,可引气逆归经,导气滞而行。

3. 勒法可镇惊束魂　当患者惊骇未定、魂魄流离时,勒后可使脏气升发,神志安详,魂魄稳定。

注意事项:

1. 勒法适用于颈椎、腰椎病痛及气血狂逆、昏迷等,不宜用于失血及伤肢。

2. 勒法不宜时间过长,一般在 5～10 秒钟内。年老妇幼弱者忌用。

3. 勒法也可用毛巾、皮带勒提,不宜勒得过紧。在勒提时,将患者足提离地面为止。

七、吸 法

操作方法：术者用嘴吸吮患者痛处、肿部或一定穴位，患者可感到吸吮处有舒适感和气血外溢的感觉（图108）。

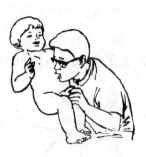

图108 吸 法

功效：活血消肿，祛寒散热。

主治：一切痞块肿痛，无名肿毒，疮疡，小儿热厥，小儿惊风抽搐，四肢厥冷，寒热往来。

临床发挥：

1. 吸五心　用嘴吸手、足、背心。一般施术于小儿。

2. 吸肿毒　用嘴吸肿毒痞块处。一般肿毒最好熟透吸吮为宜。

3. 吸经穴　用嘴在一定经穴上吸吮。

治病机理：

1. 吸热祛寒　术者吸吮患者手、足、背心，可直接宣通五心腠理，调经活血，泻热祛寒。

2. 吸痞消肿　对各种痞块红肿，可直接吸毒祛邪，消肿活血。

3. 吸络通气　在患者皮肤上吸吮时，可宣通皮络，导引经脉之气，影响人体内在真气、阳气，达到调气平阳的目的。

注意事项：

1. 一般在吸吮时，术者应嘴含少许酒，然后吐出。切勿吸入术者喉内。

2. 对疮疡、无名肿毒吸吮时，可隔纱布进行。

3. 吸吮小儿时，不宜用力过猛或时间过长。其他患者应对症运用。

八、倒　法

操作方法:术者将患者足倒立,根据病情,拍打胸背,患者可立即感到气血涌上头部,拍打胸背时,有呕吐感(图109)。

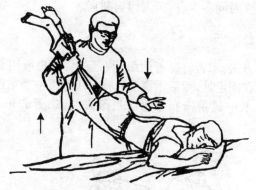

图109　倒　法

功效:平衡阴阳,催吐救逆。

主治:气血不调,中风,偏瘫,阴阳不合,吞咽塞喉,气绝。

临床发挥:

1.全身倒　将患者足朝天,全身倒立。

2.半身倒　将患者腰弯下,一般在床上屈身倒立上半身。

3.震抖倒　在倒立时进行全身抖动,一般施术于小儿。

治病机理:

1.倒法可调阴平阳　人体阴阳失调,寒热错乱,倒立后,气血下注于头,贯于阳脉之会。倒立后站立,气血重新循行经脉,改变了气血流注规律,起到调阴扶阳的作用。

2.倒法可催吐救逆　人因喉部被异物堵塞,呼吸困难,倒立拍打震动脑背,可疏导异物,起催吐作用。

3.倒法可动脏调腑　倒立后,人的脏腑失去正常的位置,脏气、真气升降改变,从而触动五脏,影响六腑,起到调节五脏六腑功能的作用。

注意事项:

1. 倒法适用于气血不调,中风,吞咽塞喉。不宜用于体虚者及孕妇。

2. 倒立时拍打不宜用力过重。

3. 倒立时间多少,应因人因病制宜。

九、心　法

操作方法:术者将患者两眼用布蒙上,将患肢用布条缠上,另一端缠在固定处,然后示意患者将要用木棍一类东西击患肢,其实在施术中只敲击布条带。当敲击时,患者心里猛然一惊(图110)。

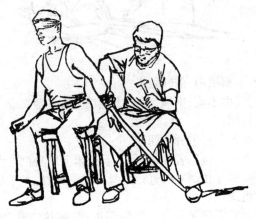

图110　心　法

功效:以心动力,牵引接骨。

主治:各种关节脱位和骨折,损伤,跌打损伤。

临床发挥:

1. 心惊　患者蒙眼,突然心惊。一般施术于骨骼之挫折脱位。

2. 心引　患者蒙眼,缓慢心引经筋。一般施术于经筋离槽萎缩等证。

3.心导　患者蒙眼,术者点按经穴导引经脉。一般施术于经络脏腑疾病。

治病机理:

1.心法可直接导引患者内在的心力,来取代术者不易在外部施力的部位。

2.心法可以避免患者眼目之神乱,而达到安神镇痛、全力注意伤处的目的,使患者的气血在患肢加快循行,从而起到活血化瘀,疏通瘀阻的作用。

3.心法可以通过以静生动来疗伤接骨。静为患者神之静,动为患者体内阳气内在潜动。

注意事项:

1.一般在施行心法时,不宜将整个操作过程告诉患者,以免使其心有提防,致使效果不佳。

2.凡心衰患者和小儿,一律禁用心法施术。

3.一般心法施术,常用于伤筋动骨较深部,以及外力不易施术的情况。这有别于诊治内科疾病,切不可滥用。

第六章　民间急救推拿

第一节　常用民间急救推拿穴位

一、头颈部

经穴：人中、承浆、颊车、印堂、太阳、百会、缺盆、风池、人迎、迎香、哑门、听宫。

奇穴：山根、囟中、鼻柱、舌柱、外金津玉液、耳尖、四神聪。

二、身躯部

经穴：神阙、天枢、气户、膻中、中脘、天突、气海、期门、中府、冲门、大椎、肩井、膏肓、命门、腰阳关、长强、环跳。

奇穴：大椎四花、背部之五柱、气海俞、热府、佗脊、龙颔、卒癫、命关、丹田、脐中四边。

三、上肢部

经穴：合谷、劳宫、大陵、内关、外关、曲池、神门、中渚、三阳络、少商。

奇穴：十宣、四缝、八关、五经纹。

四、下肢部

经穴：委中、承筋、足三里、血海、地机、三阴交、公孙、然谷、行间、内庭、涌泉、隐白、至阴、大钟、绝骨。

奇穴:八冲、气端、足心。

第二节　常用民间急救推拿手法

一、昏　迷

突然昏迷,人事不省,颜面苍白,四肢软瘫。

推拿手法:

1. 掐人中　用拇指尖深掐人中穴(图
111)。

2. 揉内、外关　用拇、食指对揉内、外
关穴,并使力倾上。

3. 推大陵　用拇指推行大陵至曲泽。

4. 擦手足心　术者用掌侧迅速地摩
擦手心、足心,以肤热为度。

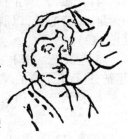

图111　掐人中

5. 按百会　用指点按百会穴,可做
1～3分钟长按。

急救选用穴:

少商、少泽、大椎、足三里、隐白、三阴交、至阴。

注意事项:

1. 根据患者身体素质,在施术中应注意力度的运用,一般为
轻揉重按。

2. 立即让患者卧倒休息,属热证应松解领扣,注意空气流
通;属寒证则应注意保暖。

3. 施术后患者苏醒,应配合辅助治疗,如服浓茶、盐汤、糖
水、童便等。

二、中　暑

因外界高热,人体内脏阴气虚脱而造成中暑。症见头晕头

痛、恶心呕吐、身软无力,严重者昏迷不醒。

推拿手法:

1. 掐十宣　用手指尖深掐十宣穴。

2. 擦大椎　用手迅速由上往下擦大椎穴处,以肤热烫为度。

3. 拍心窝　用手蘸冷水或白酒,拍打心窝处。

4. 揉五心　用手指揉动手心、足心、背心处,以肤热润为度(图112)。

5. 捏足趾　用手掌一把握住足趾,进行有节奏的握捏。

6. 按太阳　用两拇指按太阳穴。

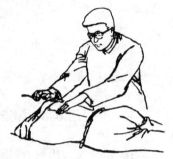

图112　揉五心

7. 拿眉轮　用拇、食两指对拿眼眶眉轮。

急救选用穴:

人中、印堂、百会、风池、承浆、合谷、足三里、涌泉、丹田、中脘、内关、外关、肩井、少商。

注意事项:

1. 迅速将患者移至阴凉通风处,并解开胸衣。

2. 给患者喝一些淡盐水或清凉饮料。

3. 苏醒后不宜再做高温下劳动,应适当休息。

三、误　死

误死多见于死者平素无病,突然在坐、卧或行走时倒地昏死,也可因七情过度,突然昏死。

推拿手法:

1. 掐舌柱、鼻柱　用手指尖掐口中舌柱和鼻柱,如有惊动,则可救。

2. 捏耳尖　用手指提捏耳尖。

3. 通任督　用食、中指分别点压在人中、承浆穴上。两穴分通于督脉、任脉。

4. 掐十宣或气端穴　用手指尖分别深掐十宣或气端穴(图113)。

5. 揉丹田　用掌贴于丹田处,按顺时针方向揉动丹田。

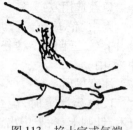

图113　掐十宣或气端

6. 震耳心　用手指伸于耳内微微震动,然后放松。

急救选用穴:

合谷、内关、外关、少商、大陵、神门、龙颔、百会、哑门、印堂、太阳、地机、行间、至阴、涌泉、九窍。

注意事项:

1. 首先辨明误死病因,选用对症急救穴位并施术。

2. 施术手法可重一些、猛一点,但切不可伤筋动骨。

3. 适当配合针灸,必要时应采用西医急救方法进行抢救。

四、痧　证

因患者体虚,正气不足,外界秽浊疠气之邪乘虚侵入机体,使气血阻滞,气机失常而发病。症见全身胀痛、四肢无力、唇青面赤。

推拿手法:

1. 拿肩胛　用手指深拿肩胛处筋,反复进行拿提。

2. 推额面　用拇指分别推额面、印堂至太阳处。

3. 揉五心　用手揉动手心、足心、背心处,以肤热润为度。

4. 掐少商、少泽　用指尖深掐少商、少泽穴处。

5. 擦颈后窝　术者蘸酒擦颈后窝、风池、哑门、大椎等穴。

6. 拍肘、膝窝　术者蘸酒或水拍打肘窝、膝窝,以肤热红为度(图114)。

急救选用穴：

人中、佗脊、合谷、足三里、内关、三阴交、然谷、八冲、委中。

注意事项：

1. 患病严重时，配合刺血术，针刺十宣、委中出血即可。

2. 让患者吃一些清热解毒的药物或食物。

3. 让患者适当休息，注意通风，但风不得过猛。

五、中　毒

因误吃各种有毒药物或食物中毒，出现四肢无力，恶心呕吐，神色大变，脘腹疼痛等。

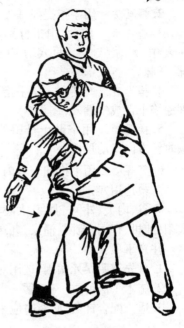

图 114　拍膝窝

推拿手法：

1. 探喉头　术者迅速用手指伸进患者口中，轻微地拨动喉头催吐。

2. 推任脉　从脐中推向膻中，反复多次，使患者有呕吐感。

3. 揉中脘　中指点揉中脘穴。

4. 掐委中　用指深掐委中穴（图115）。

5. 拍大椎　用白水蘸于手上拍打大椎穴。

急救选用穴：

人中、承浆、合谷、劳宫、足三里、涌泉、行间、天枢、脐中四边。

注意事项：

1.发现中毒后应立即查明由何种原因引起,以便在抢救过程中对症施术。

2.抢救中一旦催吐成功,就应安神平缓。

3.催吐后,应该给患者一些解毒的食物或药物服用,如绿豆汤、浓茶等。

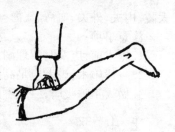

图115 掐委中

六、溺 水

因水吸入脏内,闭塞呼吸,使气血停顿,症见人事不省,脉息全无。

推拿手法:

1.按压胸背 患者俯卧,头低足高,术者用手按压患者胸背部,有节奏地一按一松(图116)。

2.吹鼻吸嘴 使患者平躺,术者将气吹入患者鼻内,然后捏住。或用口对着患者的口深深吸气,反复多次。

3.推手足三阴 从指(趾)端内侧向身躯部推行。

4.揉五心 用手擦揉手心、足心、背心,以肤热为度。

5.吹窍穴 用气吹动耳窍。

6.掐十宣 用手指深掐十宣穴。

急救选用穴:

太阳、人中、地机、合谷、

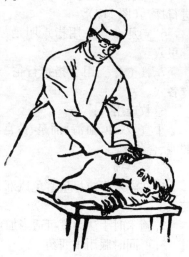

图116 按压胸背

大陵、内关、外关、血海、气海。

注意事项：

1. 施术前，应及时清理溺水者嘴、鼻、耳里的污泥。

2. 一般施术，患者应足高于头，便于倒水。

3. 做人工呼吸时，一般不应间断。

七、中　风

中风多因邪中脏腑或邪中经络所致，症见突然昏迷，口眼㖞斜，半身不遂。

推拿手法：

1. 顶风池、风府　用手指向上顶风池和风府穴。

2. 按内、外关　用拇、食指对按内关、外关穴。

3. 弹拨膏肓　用手指深透膏肓穴，进行左右弹拨。

4. 掐人中、地机、委中　用手指深掐人中、地机、委中 3 穴。

5. 揉腹部　用掌贴于腹部，进行揉动(图 117)。

6. 点足三里　用指点叩足三里穴。

7. 推佗脊　用手指推行佗脊各穴。

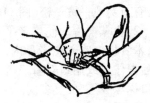

图 117　揉腹部

急救选用穴：

十宣、八冲、血海、涌泉、劳宫、大陵、神门、三阳络、三阴交、照海、合谷。

注意事项：

1. 在施术中应尽量避免风邪，以防活血后肤热致风邪乘虚而入。

2. 施术时手法力度可适当加重。

3. 可同时服用中西药。

八、癫 狂

癫狂是属于神志失常的疾病,多因七情所伤,心神不能内守。临床上分为癫证、狂证两类。

推拿手法:

1. 弹卒癫　用手指弹患者卒癫穴。不可多弹,因震心动神刺激强。

2. 掐人中、后跟　术者用手指深掐人中穴和后跟处(图118)。

3. 拿肩井　用手拿提肩井穴。

4. 揉神门、内关　用手指揉动神门、内关穴。

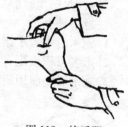

图118 掐后跟

5. 按神阙、天枢　用手指重按神阙、天枢穴。

6. 叩脑后　用手掌捂耳,手指轻叩脑后。

7. 推督脉　用指从印堂推行至长强,反复多次。

急救选用穴:

风池、缺盆、人迎、鼻柱、期门、中渚、三阳络、曲池、涌泉、足三里、地机。

注意事项:

1. 手法一般可重些,但不可伤筋动骨。

2. 施术中应配备助手,提防患者误伤术者。

3. 可配合服用一些安神镇静的药物。

九、足转筋

因风寒入侵或肾亏筋萎所致,症见抽筋、筋僵、筋硬,疼痛难忍,不能屈伸。

推拿手法:

1. 点按承浆、委中、阳陵泉　用手指点按揉动3穴。

2. 擦足心　术者先将手掌擦热,然后擦揉患者足心,以肤热为度。

3. 拍打阿是穴　用手指并联拍打疼痛处。

4. 推足阳经　用手指推行足阳经,从上往下推(图119)。

急救选用穴:

环跳、足三里、涌泉、然谷、绝骨、承山。

注意事项:

1. 施术时术者手指一般要有热感。

2. 患者可积极配合做一些屈伸动作,缓解疼痛。

3. 施术后要服用避寒散寒和补肾阳的药物。

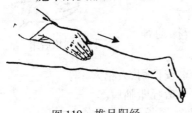

图119　推足阳经

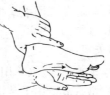

图120　擦涌泉

十、产后昏厥

妇女产后因失血过多或身体虚弱,气血不足,发生昏厥。症见脸色苍白,昏迷不醒,四肢无力。

推拿手法:

1. 掐人中、百会　用手指掐人中、百会穴。

2. 擦涌泉　用手指迅速擦揉涌泉穴(图120)。

3. 按内关、外关、长强　用手指点按内关、外关、长强穴。

4. 拍胸、背心　用手指蘸白酒拍胸口、背心处,以肤红为度。

5. 点足三里　用手指点足三里穴。

急救选用穴:

印堂、承浆、行间、十宣、八冲、然谷、中冲。

注意事项:

1. 在施术中应注意室内保暖,防止风寒侵入。

2. 如有失血,应先止血。止血前切不可施术,以免流血不止。

3. 必要时需用中、西医多种方法抢救。

十一、小儿惊厥

小儿属骄阳之体,易受外邪。因外感风寒之邪入里,化热生风,或因痰热及惊恐可致小儿惊厥。症见四肢抽搐,口噤,角弓反张,眼睛上吊。

推拿手法:

1. 掐人中、少商、二扇门 用手指深掐人中、少商、二扇门各穴。

2. 按百会 用手指按揉百会穴。

3. 逆运八卦 用手拇指逆推手内、外八卦,以掌心肤润为度。

4. 揉印堂、颈后窝、小天心 用手指蘸冷水揉动3处。

5. 推下六腑 用手从肘外侧推至手小指端(图121)。

6. 掐四缝、五经纹 用手指深掐四缝、五经纹各穴。

7. 点脐中四边 用四指点压肚脐四周。

8. 弹山根 用手指弹动山根穴。

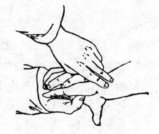

图121 推下六腑

9. 拿提背脊 从小儿长强穴往上拿提背脊椎两侧肌肉。

急救选用穴:

清天河水、黄蜂入洞、十王、老龙、小天心、涌泉、中脘、仆参。

注意事项:

1. 在施术救逆时,力度应由轻到重,切不可用力过猛。

2.如惊厥有热证,可迅速解开小儿胸衣,但不应着凉,一旦出汗,应避风。

3.施术后应给小儿服用一些清热祛风药物或水果、食物。

十二、胸心绞痛

因寒痰壅塞、水饮留积、气滞胸心等所致,症见胸心绞痛,疼痛难忍,两肋胀满,痛及脘腹。

推拿手法:

1.弹拨肩胛 用手指深拿肩胛筋,反复弹拨。患者可立感疼痛消失(图122)。

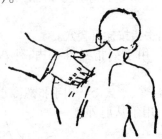

图122 弹拨肩胛

2.掐内关、合谷、地机、隐白 用手指尖重掐四穴。

3.推任脉 从天突穴往下推行,反复多次。

4.按天枢 用手指点按天枢穴。

急救选用穴:

承浆、大迎、膏肓、期门、龙颔、八冲、中渚。

注意事项:

1.患者如有心慌心累,可适量服用盐水、糖水。

2.施术中,弹拨、掐法,力度可重,推法、按法,力可从轻。

3.施术后,患者绞痛一般会立刻停止,如不见效,应立即中西医结合抢救。

十三、外伤出血

由各种原因引起的外伤出血而流血不止,其止血手法、选穴情况,根据部位,各不一样。

推拿手法:

1. 点穴法 上肢:大陵、曲池、中府、极泉。下肢:地机、血海、冲门。头部:大迎、缺盆。

2. 压迫法 上肢、下肢压迫肘臂、大腿内侧;头部按压颈两侧(图123)。

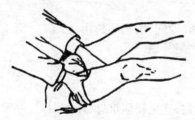 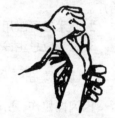

图123 压迫法　　　　图124 掐内关、外关

急救选用穴:

在出血上方选用各种穴位按压止血。

注意事项:

1. 在止血时只能按压止血,切不可推揉活血。

2. 一旦止血,立即配合包扎。当压迫处要松手时,只宜慢慢提起,不可太快。

3. 必须严格注意出血伤口,切勿感染。

十四、急性腹痛

腹痛的原因很多,大致分为:伤寒腹痛、中暑腹痛、气滞腹痛、虫积腹痛、食积腹痛等。虽然疼痛症状各不一样,但镇痛安神手法大致相同。

推拿手法:

1. 掐内关、外关、足三里、行间　用手指深掐四穴(图124)。

2. 拿肩胛、腹肌　用手指拿提肩胛筋、腹部大筋。

3. 摩脐中　用手掌摩揉脐中,以肤热为度。

4. 按天枢、中脘　用手指点二穴。

5. 推脊椎　用两拇指从大椎穴往下推行,反复多次。

急救选用穴:

隐白、绝骨、三阴交、肩井、神阙、丹田、三阳络。

注意事项:

1. 推拿镇痛有治标作用,术后治本,应辨证施术,配合药物治疗。

2. 施术后可服用一些镇痛,理气,消积等药物。

3. 患者应忌生冷,宜少吃多餐。

十五、急性腰痛

因闪挫扭伤,寒湿入肾所致,症见腰痛难忍、屈伸困难、咳嗽痛剧。

推拿手法:

1. 掐中渚、绝骨、委中、腰阳关　用手指深掐四穴(图125)。

2. 推督脉　用手指推动督脉,上下反复推动。

3. 摩带脉　用手掌从腰上分摩带脉。

4. 点按天枢、神阙　用手指点按天枢、神阙穴。

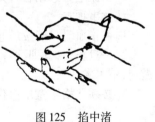

图125　掐中渚

5. 捏手、足指关节　用手掌重捏手、足关节。

急救选用穴:

风池、人中、百会、膏肓、环跳、涌泉、脐中、三阴交。

注意事项:

1. 首先应辨证施治,检查是否有腰椎骨折脱位。
2. 施术后可贴用一般伤湿止痛膏。
3. 腰痛缓解后,尚需服用其他药物。

第七章　民间小儿推拿

第一节　常用小儿推拿穴位

根据历代相传和小儿的生理功能,小儿推拿穴位与成人穴位略有不同。在民间,诊治小儿疾病临床选穴时,有些医生按小儿特殊穴选用,而有些医生则按成人穴选用,两者在临床上均有效,而前者疗效更为确切。本章以前者为主,对小儿推拿穴位作以下介绍。

一、头颈部

见图126。

1. 一般穴　百会、前顶、攒竹、人中、太阳、瞳子髎、耳门、迎香、颊车、食仓、风池、脑空、承浆。

2. 小儿穴　囟门、天庭、天门、天心、眉心、山根、年寿、准头、泪堂、高骨、天柱、桥弓、新建。

3. 推拿穴主治

昏厥休克:人中、百会、承浆、天门。

惊风抽搐:山根、天庭、风池、人中、天柱、囟门。

外感风寒:天门、迎香、太阳、脑空。

伤风流涕:迎香、准头、年寿、风池、天庭。

牙关紧闭:颊车、食仓、耳门、承浆。

项强发热:桥弓、新建、天柱、高骨、风池。

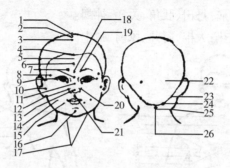

图 126　头颈部

1.百会　2.前顶　3.囟门　4.天庭　5.天门　6.天心　7.山根　8.太阳
9.瞳子髎　10.耳门　11.年寿　12.迎香　13.准头　14.颊车　15.食仓
16.承浆　17.桥弓　18.眉心　19.攒竹　20.泪堂　21.人中　22.脑空
23.高骨　24.风池　25.新建　26.天柱

目赤红肿:太阳、瞳子髎、泪堂、前顶。

二、身躯部

见图 127 ~ 128。

1.一般穴　天突、璇玑、膻中、中脘、神阙、气海、乳根、天枢、水道、关元、大椎、肩井、风门、肺俞、腰俞。

2.小儿穴　丹田、乳旁、肚角、中枢、七节骨、长强、乳旁四穴。

3.推拿穴主治

呕吐痰喘:天突、膻中、中脘。

胸闷咳嗽:璇玑、肺俞、风门、乳旁四穴。

疳积虫积:神阙、中脘、天枢、水道。

胃痛腹胀:中脘、气海、肚角、天枢。

腹泻便秘:神阙、中枢、七节骨、长强。

遗尿脱肛:水道、关元、长强、天枢。

疝气肿痛:丹田、肚角、关元、神阙。

感冒发热:大椎、肩井、风门、膻中。

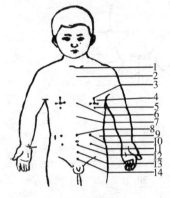

图 127　身躯部

1.天突　2.璇玑　3.乳旁四穴
4.乳旁　5.乳根　6.膻中　7.中脘
8.神阙　9.肚角　10.天枢　11.水道
12.丹田　13.气海　14.关元

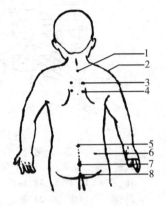

图 128　身躯部

1.大椎　2.肩井　3.风门

4.肺俞　5.中枢　6.腰俞

7.七节骨　8.长强

三、上肢部

见图 129～130。

1.一般穴　商阳、关冲、少泽、十宣、后溪、合谷、少商、外关、间使、曲池、列缺、劳宫、四缝、阳溪、阳池。

2.小儿穴　脾经、胃经、板门、大肠、肝经、胆经、心经、膻中、肺经、三焦、胞络、肾顶、肾经、命门、膀胱、小肠、五经纹、内八卦、天门、水底、小天心、浮心、阳穴、青筋、总筋、白筋、阴穴、鱼脊、三关、天河水、六腑、肘肘、一窝风、靠山、其谷、母腮、皮罢、甘载、威灵、外八卦、外劳宫、精宁、二人上马、二扇门、琵琶、走马、止泻、老龙、左端正、右端正。

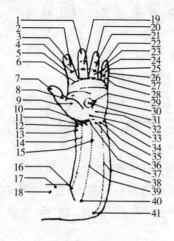

图 129　上肢部

1. 心经　2. 胆经　3. 肝经　4. 四缝
5. 大肠　6. 五经纹　7. 脾经　8. 胃经
9. 板门　10. 青筋　11. 阳穴
12. 浮心　13. 列缺　14. 三关
15. 间使　16. 曲池　17. 走马
18. 琵琶　19. 膻中　20. 肺经
21. 三焦　22. 肾顶　23. 肾经
24. 胞络　25. 命门　26. 小肠
27. 膀胱　28. 小横纹　29. 内八卦
30. 水底　31. 内劳宫　32. 天门
33. 小天心　34. 鱼脊　35. 阴穴
36. 白筋　37. 总筋　38. 六腑
39. 天河水　40. 洪池　41. 肘肘

图 130　上肢部

1. 老龙　2. 左端正　3. 关冲

4. 十宣　5. 少泽　6. 二扇门

7. 二人上马　8. 后溪　9. 精宁

10. 外劳宫　11. 一窝风　12. 阳池

13. 外关　14. 止泻　15. 右端正

16. 商阳　17. 少商　18. 母腮

19. 皮罢　20. 威灵　21. 合谷

22. 其谷　23. 甘载　24. 靠山

25. 阳溪　26. 外八卦

3. 推拿穴主治

昏厥不醒：十宣、心经、合谷、二扇门。

惊风抽搐：威灵、阳穴、肝经、少泽、小天心、劳宫。

高热便秘：六腑、天河水、天门、大肠、肺经、阳池、老龙。

烦躁夜啼：心经、内八卦、总筋、三关、一窝风、皮罢。

感冒发烧：大肠、天河水、六腑、总筋、水底、二人上马、心经、肺经。

呕吐泄泻：脾经、胃经、五经纹、八卦、止泻、三焦。

胸闷咳喘：板门、肺经、少商、老龙、间使、曲池。

腹痛腹胀：总筋、大肠、胃经、五经纹、左端正、右端正、外关。

疳积虫积：四缝、脾经、胃经、后溪、三焦、命门、内八卦、阳池。

尿闭尿赤：六腑、三关、肾经、小肠、膀胱、大肠、二人上马。

食积奶积：内八卦、外八卦、水底、板门、一窝风、合谷、四缝。

自汗盗汗：脾经、肝经、心经、小天心、威灵、精宁、甘载、阳池。

目赤红肿：少商、少泽、内八卦、青筋、白筋、六腑。

寒热往来：五经纹、二扇门、合谷、大肠、水底、三关、天河水、六腑。

四、下肢部

见图131。

1. 一般穴　足三里、三阴交、解溪、太冲、内庭、行间、大敦、委中、承山、昆仑、仆参、阴陵泉。

2. 小儿穴　膀胱、百虫、鬼眼、傍肚、涌泉。

3. 推拿穴主治

惊风昏厥：内庭、行间、大敦、仆参、涌泉、太冲。

发热吐泻：足三里、行间、太冲、三阴交。

脾胃虚弱：足三里、傍肚、涌泉。

遗尿便秘：膀胱、百虫、阴陵泉、三阴交、行间。

瘫痪痿软：委中、承山、昆仑、内庭、解溪、足三里。

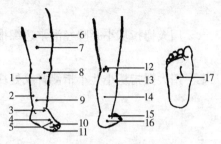

图 131　下肢部

1.阴陵泉　2.傍肚　3.解溪　4.太冲　5.行间　6.膀胱　7.百虫　8.鬼眼
9.三阴交　10.内庭　11.大敦　12.委中　13.足三里　14.承山　15.昆仑
16.仆参　17.涌泉

第二节　常用小儿推拿手法

小儿推拿手法与成人推拿手法不同,不但表现在力度上,还表现在推拿部位、配穴、补泻关系等方面,所以,在临床运用中,应根据小儿生理特点,采取以下 18 种推拿手法对症施治。

一、推　法

术者用手指直线推行或旋转推行,称为推法(图 132)。

临床应用:

1. 推七节骨　用大拇指从长强穴往上推行。

2. 推大肠　术者一手握患肢,即将小儿食指拿稳,另一手大拇指推小儿食指侧大肠处。

3. 孤雁游飞　用大拇指从小儿拇指侧脾经上推,经胃、三关、六腑、劳宫,然后返回脾经。

4. 清天河水　用大拇指从总筋穴往上推至洪池穴。

5. 取天河水　术者用手指蘸冷水,从洪池穴往下推行至内劳宫穴。

6.运土入水 用大拇指从小儿脾经沿掌边缘推运止于小指侧肾经。

7.运水入土 用大拇指从小儿小指侧肾纹处往大指端脾经推行。

二、按 法

术者用手指点按压在穴位、部位上,称为按法(图133)。

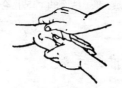
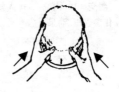

图132 推 法   图133 按 法

临床应用:

1.按百会 用手指点按百会穴。

2.按脐中 用两指并拢点按压脐中处。

3.按涌泉 用中指用力点按在涌泉穴处,术后揉动。

4.按足三里 用大拇指点按揉足三里穴。

5.对按太阳 用两大拇指对按太阳穴。

6.龙入虎口 用手指点按揉小儿板门处。

7.黄蜂入洞 用食、中指端点按在小儿两鼻孔处。

三、掐 法

术者用手指端深掐穴位、部位,称为掐法(图134)。

临床应用:

1. 掐人中　用手指深掐人中穴。

2. 掐十宣　用手指深掐十宣各穴。

3. 老虎吞食　用大指、食指对掐小儿足跟昆仑处。

4. 凤凰展翅　术者左手托小儿肘部,右手握小儿腕部,大指、食指分别按掐精宁、威灵二穴。

5. 老汉扳缯　术者一手掐住小儿大指根处,另一手掐捏脾经并来回摇动小儿大指。

6. 掐二扇门　用手指深掐二扇门各穴。

7. 掐四缝穴　用手指深掐四缝处各穴。

8. 掐五经纹　用手指深掐五经纹各穴。

四、揉　法

术者用手指、鱼际部、掌根揉动穴位、部位,称为揉法(图135)。

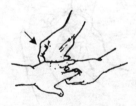

图134　掐　法

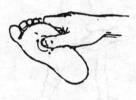

图135　揉　法

临床应用:

1. 揉五心　用手指或鱼际部揉动小儿手心、足心、背心处。

2. 揉脐中　用掌根按揉脐中处。

3. 揉龟尾　用手指点按龟尾旋转揉动。

4. 揉耳摇头　术者双手捻揉小儿两耳垂后,再扳小儿头摇动。

5. 凤凰单展翅　术者一手拿揉小儿总筋、一窝风处,另一手指对拿揉内、外劳宫处。

6. 天门入虎口　用大指从小儿食指侧推至虎口,然后掐揉虎口处。

五、摩　法

术者用手指、掌上下摩行,左右摩动,称为摩法(图136)。临床应用:

1. 摩承山　用手指在承山穴及其相应经脉上下摩行。

2. 摩涌泉　用掌鱼际处上下摩擦涌泉处。

3. 摩头颈侧　用手指揉摩太阳穴至肩井穴。

4. 摩腹揉脐　用手掌左右摩动腹部,揉动脐部。

5. 摩背推脊　用手掌从大椎穴往下摩动,然后往上推脊。

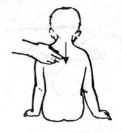

图136　摩　法

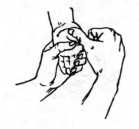

图137　运　法

6. 摩胁梳肋　用手指摩动胁肋,手指顺肋间而行。

7. 摩上下肢　用手掌作抱推形,顺上下肢进行摩动。

六、运　法

术者用手指、掌按压一定穴位、部位,缓慢运行揉捏,称为运法(图137)。

临床应用：

1. 对运两心 用两手掌对运揉小儿胸口、背心处。

2. 对运八卦 用拇指、中指对运捏小儿内、外八卦。

3. 掌运脐边 用手掌贴于脐上，然后手掌边缘作波浪式揉运脐边。

4. 掌运肩峰 用手掌心贴于小儿两肩峰上进行揉运。

5. 指运头侧 用两手指对运头侧。

七、分 法

术者同时用两手指分推抹两侧部位，称为分法（图138）。

临床应用：

1. 开天门 用两大指分推印堂处至太阳穴。

2. 分阴阳 用两大指分别拿住阴穴、阳穴，然后两大指、小指分开。

3. 分肩井 用手指从大椎穴向两肩井处分开推行。

4. 分胃脘 用手指从任脉正中线往两侧分揉。

5. 分胸膛 用手指分推胸膛处。

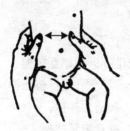

图138 分 法

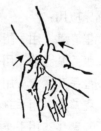

图139 合 法

八、合 法

术者用单手指或双手指从两侧合拢推捏,称为合法(图139)。

临床应用:

1. 合阴阳 术者两大指从小儿拇指侧、小指侧合拢推行阴穴、阳穴处。

2. 合天门 术者用指在小儿额面向印堂合拢推捏。

3. 合足底 用手指从小儿大足趾、小足趾两侧向足跟合拢推行。

4. 合脊椎 用手指从大椎处往下合拢脊椎,推行至命门穴。

5. 猿猴摘果 用两手指在小儿腕部上下合拢拿捏,可从背面、正面合拢。

九、捏 法

术者用手指拿住、握住穴位、部位,加暗力进行挤捏,称为捏法(图140)。

临床应用:

1. 捏脊椎 用手指对捏脊椎,由上往下捏动。

2. 捏手足指端 用手握住手指或足趾进行相互挤捏。

3. 捏手足掌骨 用手握住手掌骨或足掌骨进行挤压捏揉。

4. 捏肩峰 用手拿住小儿两肩峰,加暗力揉捏。

5. 捏两膝 用手拿住小儿两膝盖,进行旋转揉捏。

6. 二龙戏珠 术者一手拿住小儿食指、无名指指端,另一手反复按捏阴穴、阳穴、曲池等穴,并配合摇动。

7. 黄蜂出洞 用手指提捏总经向上至内关处,然后掐劳宫。

8.凤凰展翅　用手指按捏阴穴、阳穴,然后配合摇动。

十、搓　法

术者两手指、掌相对夹住一定部位进行上下左右搓擦揉动,称为搓法(图141)。

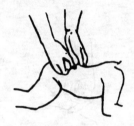
图140　捏　法

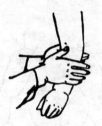
图141　搓　法

临床应用:

1.搓手、足指节　用手指对搓手指、足趾,左右搓擦,以肤热为度。

2.搓四肢　用手掌相对从四肢上部往下搓擦而行。

3.搓颈部　用手指顺颈部上下搓揉。

4.搓额头　用一手鱼际左右搓擦小儿额头。

5.按弦搓摩　用双掌在小儿胁上搓摩,由上往下反复多次。

十一、拿　法

术者用手指相对在一定穴位、部位上,进行拿提捏揉,称为拿法(图142)。

临床应用:

1.拿肩井　用两手拿捏肩井部位。

2.拿肚角　用手指对拿扯肚角处。

3. 拿足跟　用手指拿提足跟处。

4. 拿耳轮　用手指拿提耳轮处。

十二、弹　法

术者用中指或食指在穴位、部位上弹叩,称为弹法(图143)。

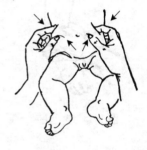

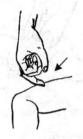

图142　拿　法　　　　　　　图143　弹　法

临床应用:

1. 弹山根　用手指对鼻梁上山根穴处弹击。

2. 弹两耳　用手指对耳轮弹击。

3. 弹大椎　用手指蘸冷水对大椎弹击。

4. 飞经走气　用手指从小儿曲池穴向总经处弹击,反复多次。

5. 弹膝窝　用手指弹击小儿膝窝处,以肤红为度。

十三、拍　法

术者用手掌或手指在一定部位、穴位上拍打,称为拍法(图144)。

临床应用:

1. 拍五心　用手指拍打手心、足心、背心等处。

2. 拍印堂　用手指蘸水拍打印堂穴处。

3. 拍八髎　用手掌拍打八髎处。

4. 拍颈窝　用手指蘸水拍打颈窝处。

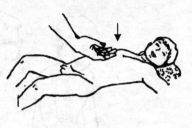

图144　拍　法

十四、抖　法

术者用手拿住关节,对一定部位进行抖动,称为抖法(图145)。

临床应用:

1. 抖四肢　用手握住肢体上下左右抖动。

2. 抖肩峰　用手拿住两肩峰左右摇晃抖动。

3. 双龙摆尾　用手拿住小儿食指、小指往下抖摇。

4. 乌龙摆尾　用手拿住小儿小指抖摇。

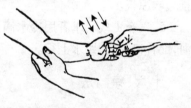

图145　抖　法

5. 苍龙摆尾　一手拿住总经至曲池搓揉,另一手拿住食指、中指、无名指抖摇。

十五、吹　法

术者深呼吸,将气直接吹在部位、穴位上,称为吹法(图146)。

临床应用:

1. 吹五心　术者深呼吸后,将气直接吹在手心、足心、背心

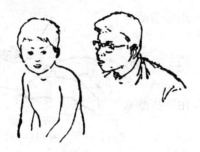

图146　吹　法

处。

2. 吹窍穴　术者将气直接吹在眼窍、耳窍、鼻窍中。

3. 吹经脉　术者沿一定经脉循经吹行。

4. 水底捞月　术者用冷水滴入掌心,在掌心上旋推,然后边推边吹凉气。

5. 飞金走气　术者用冷水滴入掌心,然后用手指引水上天河,配合口吹气,跟水上行。

十六、凉　法

术者用手指蘸凉水,在一定部位、穴位上施术,称为凉法(图147)。

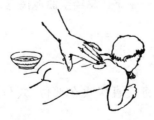

图147　凉　法

临床应用:

1. 凉五心　术者用手指蘸凉水,揉动小儿手心、足心、背心等处。

2. 凉六窝　术者用手指蘸凉水拍打肘窝、膝窝、颈后窝、心窝处。

3. 打马过河　术者蘸水拍打天河,从总筋至曲池。

4. 引水上天河　用凉水滴在横纹上,用手指推行至曲池,配合吹冷气。

十七、提　法

术者用手指拿提一定部位、穴位,称为提法(图148)。

临床应用:

1. 提背脊　用手指拿提背脊,一般从腰骶往上提捏。

2. 提四肢　术者用手握住手或足提升,上肢离地面,下肢倒立而行。

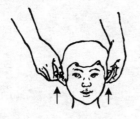

图148　提　法

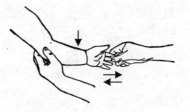

图149　摇　法

3. 提肩胛　术者用手指勾提肩胛处。

4. 提耳尖　术者用拇指、食指对拿耳尖往上提。

5. 提肚角　术者用手拿提肚角。

十八、摇　法

术者用手握住肢体左右旋转摇摆,称为摇法(图149)。

临床应用:

1.摇四肢　术者握住手或足肢体摇动。

2.摇头颈　术者用手掌按住头侧左右摆摇。

3.赤风摇头　术者一手拿住小儿肘关节,另一手分别拿小儿五指摇动,然后摇肘关节。

4.丹凤摇尾　术者一手大拇指、食指按捏小儿内、外劳宫处,另一手捎中指端,配合摇动中指关节。

5.抖肘走气　术者一手拿住小儿手指摇动,另一手拿住小儿肘关节,配合摇动肘关节。

第八章　抓扯刮痧推拿

第一节　常用抓扯刮痧部位

一、头颈部

额面(印堂)、鼻梁、两颈侧、颈后窝、颈前窝侧(图 150、图 151)。

二、身躯部

胸部、腹部、背部脊椎两侧、肩胛处。

三、肢体部

肘窝处、膝窝处。

第二节　常用抓扯刮痧推拿手法

抓扯刮痧推拿手法主要用于治疗各种痧证和急救昏厥。
将各地区民间运用的手法综合归纳,大致有以下几种手法:

一、刮　痧

术者用姜、硬币、小汤匙等物,蘸上植物油或白酒,刨刮一定

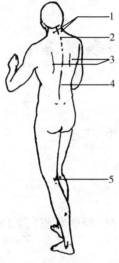

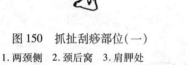

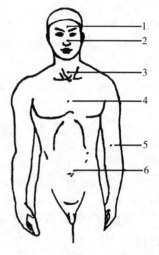

图 150　抓扯刮痧部位(一)

1.两颈侧　2.颈后窝　3.肩胛处

4.背部脊椎两侧　5.膝窝处

图 151　抓扯刮痧部位(二)

1.额面　2.鼻梁　3.颈前窝侧

4.胸部　5.肘窝处　6.腹部

部位,使皮肤充血发红斑(点),呈暗紫色状,叫刮痧。可分横刮、顺刮两种(图 152)。

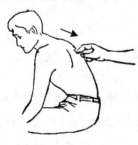

图 152　刮　痧

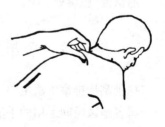

图 153　抓　痧

二、抓　痧

　　术者用五指抓撮一定部位,抓一般要快、要紧稳,撮要狠、要有力,要使抓撮部位迅速发红露筋(图153)。

三、扯　痧

　　术者将食、中指作弯曲状,蘸冷水或白酒,用手指扯提一定部位,反复多次,使皮肤充血,以出现暗紫色痧点为度。在提扯时,一般应迅速用力进行(图154)。

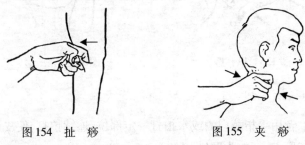

图154　扯　痧　　　　　图155　夹　痧

四、夹　痧

　　术者将手指弯曲或掌对指夹捏一定部位,在夹捏时逐渐施加力量,使表面肌肉络脉充血发红。术者夹捏用力时,患者可感到钻心惊痛,有醒神救厥的作用(图155)。

五、揪　痧

　　术者用手指拿提旋揪或指关节弯曲旋揪一定部位,当揪住一定部位时,即左右扭旋拿提,使皮肤呈暗紫红斑,也可蘸冷水或白酒旋揪(图156)。

六、挤 痧

术者用两手指对挤压或单手指对挤压一定部位,在反复挤压后可出现紫红痧斑,此法一般多在头面额或胸部施术(图157)。

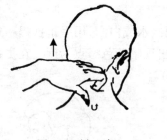

图156 揪痧

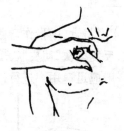

图157 挤 痧

七、拍 痧

术者用手指蘸白酒或水拍打一定部位,连续拍打,使皮肤呈现紫红斑点、充血为度(图158)。

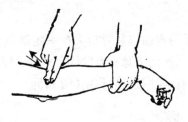

图158 拍 痧

八、放 痧

术者不论使用何种方法使皮肤充血呈紫红斑点时,均可在斑点上用针挑痧点出血(图159)。

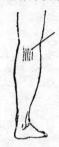

图159 放 痧

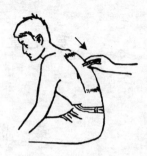

图160 间接刮痧

九、间接刮痧

术者在刮痧前,用一块毛巾或布隔于施术部位,然后在毛巾或布上施刮、揪、扯等手法,使皮肤呈红紫斑点为度。此法适于儿童和年老体弱者(图160)。

第九章　理血导气推拿

第一节　常用部位、穴位

理血导气推拿的常用部位、穴位，是以十四经脉为基础的。

表1　十四经脉的起止及气血关系

经　类	经　　名	起	止	气血关系
手三阴	手太阴肺经	中府	少商	多气少血
	手厥阴心包经	天池	中冲	多血少气
	手少阴心经	极泉	少冲	多气少血
手三阳	手阳明大肠经	商阳	迎香	气血俱多
	手少阳三焦经	关冲	耳门	多气少血
	手太阳小肠经	少泽	听宫	多血少气
足三阳	足阳明胃经	头维	厉兑	多血多气
	足少阳胆经	瞳子髎	窍阴	多气少血
	足太阳膀胱经	睛明	至阴	多血少气
足三阴	足少阴肾经	涌泉	俞府	多气少血
	足太阴脾经	隐白	大包	少血多气
	足厥阴肝经	大敦	期门	多血少气
任督	任脉	会阴	承浆	气多血少
	督脉	长强	龈交	气血俱多

根据十四经脉循行走向，施行理血导气推拿手法。

十四经中手三阴系从胸到手，循行手内侧阴面；手三阳系从手到头，循行手外侧阳面、头侧面；足三阳系从头到足，循行头正中阳面、背面、足阳面;足三阴系从足到胸,循行足阴面、胸腹面;督脉从肛到唇上,循行背、头阳面;任脉从阴窍到唇下,循行胸腹阴面。

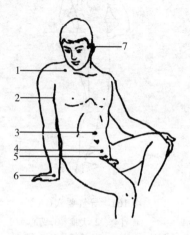

图 161　理血要穴(一)

1.缺盆　2.极泉　3.天枢　4.关元

5.冲门　6.大陵　7.太阳

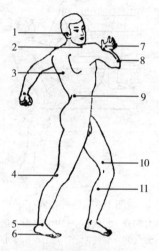

图 162　理血要穴(二)

1.风池　2.肩井　3.膏肓俞

4.委中　5.解溪　6.行间

7.合谷　8.曲池　9.腰眼

10.血海　11.地机

理血要穴(图 161、图 162):

太阳、风池、缺盆、极泉、曲池、大陵、合谷、膏肓、腰眼、天枢、关元、冲门、血海、委中、地机、解溪、行间、肩井。

导气要穴(图 163、图 164):

劳宫、涌泉、神道、膻中、印堂、百会、命门、大椎、八髎、神阙、气海、中脘、气冲、承山。

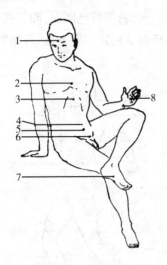

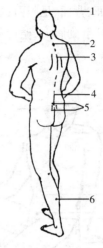

图163　导气要穴(一)

1.印堂　2.胸心　3.中脘　4.神阙
5.气海　6.气冲　7.足心　8.手心

图164　导气要穴(二)

1.百会　2.大椎　3.背心
4.命门　5.八髎　6.承山

第二节　常用推拿手法

理血导气推拿手法,常用于经上行气、导气,穴上活血、理血。根据临床上气血阻滞疼痛的性质不同,其推拿手法与其他推拿手法之间有互相变通或复合之妙。

一、推气赶血

术者用指、掌沿经脉起点或止点往另一端作直线推行。施术中,患者需配合呼吸。一般来说,在患者呼气时,用力应重,往前推;在吸气时,用力应轻,往回推。呼吸应缓慢。此法适用于十四经脉的施术,有行气活血,散寒防疫的作用(图165)。

二、内导外引

　　术者在一定部位施术时,患者需配合进行深呼吸,并暗自鼓劲用力,与术者对抗。术者在推、点、按的施术中,力度应大于患者自身的暗力。施术应迅速,以让患者术后吐气。此法适用于各种深部气血瘀阻的疾病。此法有导滞排瘀、内助外引的作用(图166)。

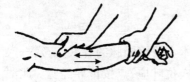

图165　推气赶血

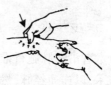

图166　内导外引

三、揉穴通气

　　术者施术前先将手或掌摩擦发热,然后按揉患者一定穴位。施术中,患者闭目意守揉按穴位处。术者以施术处肤热润为度。此法适用于各种导气要穴,有通调脏腑,升降气机,平衡阴阳的作用(图167)。

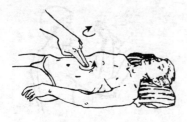

图167　揉穴通气

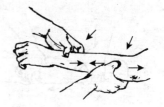

图168　上引下连

四、上引下连

术者双手同时在一条经脉上点按施术,一手点按上方穴位,用力重,让经脉传导感往下行,对下方穴位也重力点按,让经脉传导感往上行,彼此呼应,贯通经脉。施术中,术者指力应有倾向性。朝上方,用力倾向上;朝下方,用力倾向下。此法适用于各种理血要穴,有疏导气血,畅通经脉等作用(图168)。

五、步步连穴

术者沿经脉施行推、点、揉术。按该经脉的各穴,一穴一穴地施术,以连通经脉,然后两端穴位呼应,点按传导经脉。此法适用于十四经脉,有通经活络,活血行瘀等作用(图169)。

六、以穴动气

术者点按某一穴时,在用力按准后,患者需配合做干咳以震气呼出,此时,术者需同时迅速加大力度刺激穴位,这样反复多次以内气动穴。此法适用于各种理血导气要穴,有震气动血,散瘀镇痛等作用(图170)。

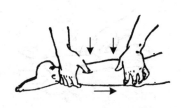

图169　步步连穴

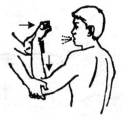

图170　以穴动气

七、动骨导气

术者在扳、扭、摇动腰或肢体关节时,患者需配合进行深呼吸。在患者呼气之际,术者用力扳动骨关节,可听到骨响声,患者顿感气血畅通,全身轻松。此法适用于人体骨关节部位,有整骨疗伤,导滞化瘀的作用(图171)。

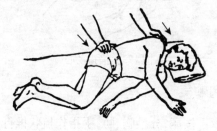

图171 动骨导气

八、外震内动

术者一手紧贴患者某部位,另一手拳击掌背,患者顿时可感到拳击叩打之力深透内脏、骨骼。此法多适用于胸、背部,有荡涤内气,疏导气机的作用(图172)。

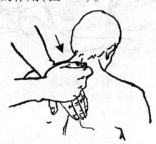

图172 外震内动

九、掐指动心

术者用手指深掐患者十宣穴,患者顿感心惊震动,血热全身,神志清醒。此法有震心活血,发汗解表等作用(图173)。

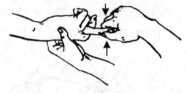

图173　掐指动心

十、宽胸顺气

术者用双手按压,分推胸、胁,手指作梳状推行。施术中,患者闭目吸气,然后闭气,术者迅速推行数次,患者才呼气。此法有解闷宽胸,行瘀导滞等作用(图174)。

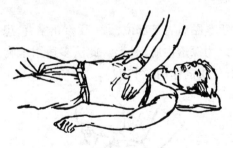

图174　宽胸顺气

第十章 胸腹脏腑推拿

一、常用胸腹穴

天突、璇玑、华盖、紫宫、玉堂、膻中、中庭、鸠尾、巨阙、上脘、中脘、建里、下脘、水分、神阙、阴交、气海、石门、关元、中极、曲骨、俞府、彧中、神藏、灵墟、神封、步廊、幽门、通谷、阴都、石关、商曲、肓俞、中注、四满、气穴、大赫、横骨、气户、库房、屋翳、膺窗、乳中、乳根、不容、承满、梁门、关门、太乙、滑肉门、天枢、外陵、大巨、水道、归来、气冲、中府、云门、天池、大包、周荣、胸乡、天溪、食窦、腹哀、大横、腹结、府舍、冲门、期门、章门、日月、带脉、五枢、维道。

二、常用胸腹特定穴

见图 175。

膻中——气会穴　　　　　大包——脾经大络

巨阙——心经募穴　　　　鸠尾——任脉络穴

关元——小肠募穴　　　　石门——三焦募穴

天枢——大肠经募穴　　　中极——膀胱募穴

日月——胆经募穴　　　　期门——肝经募穴

章门——脾经募穴、脏会穴

中脘——胃经募穴、腑会穴

中府——肺经募穴

三、胸腹穴位、部位的五行运用

见图176。

金——属肺,施术于胸乳部。选用穴:膻中、中府、华盖、天突。

木——属肝,施术于胸胁部。选用穴:气海、期门、日月、章门。

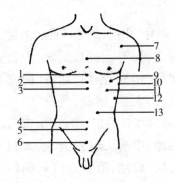

图175　常用胸腹部特定穴

1.鸠尾　2.巨阙　3.中脘　4.石门
5.关元　6.中极　7.中府　8.膻中
9.期门　10.大包　11.日月　12.章门
13.天枢

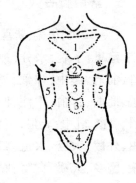

图176　胸腹部位五行分布

1.金　2.火　3.土　4.水　5.木

水——属肾,施术于小腹部。选用穴:曲骨、水道、大赫、肓俞。

火——属心,施术于胸心窝部。选用穴:天枢、天池、神封、鸠尾。

土——属脾,施术于胃脘部。选用穴:神阙、中脘、腹结、梁门。

气穴——关元、气户。

血穴——缺盆、冲门。

四、常用胸腹推拿手法

胸腹推拿手法,在临床上分单式胸腹推拿手法和复式胸腹推拿手法两种。单式即以单一的推拿手法施术,复式即同时采用多种推拿手法施术。现分别介绍如下:

(一)单式胸腹推拿手法

1. 点法 术者用手指点叩胸腹部穴位,称为点法。多施术于胸胁部、任脉上(图177)。

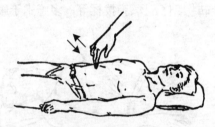

图177 点 法

2. 按法 术者用手指按在穴位上,称为按法。临床上分长按、短按。多施术于胸腹部各穴(图178)。

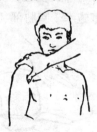

图178 按 法

3. 压法 术者用手指、掌压在一定部位上,称为压法。多施术于各脏腑部位。根据脏腑性质、病变部位不同,施术压力的大小有所不同(图179)。

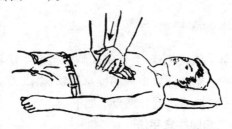

图179　压　法

4. 揉法　术者用手指、掌按揉一定部位、穴位,称为揉法。临床上分旋转揉、上下揉、弹拨揉等。多施术于腹部(图180)。

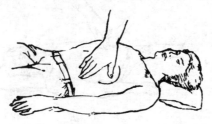

图180　揉　法

5. 摩法　术者用四指、掌轻缓地摩动胸腹部,称为摩法。临床上分横摩、顺摩等。多施术于胸胁部、腹侧部(图181)。

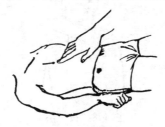

图181　摩　法

6. 推法　术者用手指、掌沿经一定部位推行,称为推法,临床上分直推、分推、旋推、侧推、刨推等。多施术于任脉、胸腹两侧(图182)。

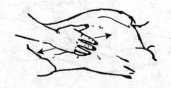

图182 推 法

7.抓法 术者用手指抓提一定部位,称为抓法。临床上分抓拿、抓提、抓扭等。多施术于脘腹部(图183)。

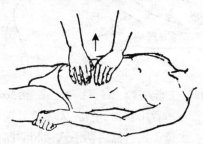

图183 抓 法

8.荡法 术者用手指拿提一定部位回荡,或用掌按住左右震荡,称为荡法。多施术于脘腹部(图184)。

(二)复式胸腹推拿手法

1.五指点揉 术者用一手的食指、中指按揉梁门,另一手的食指、中指和无名指点压中脘、天枢穴。两手可相互交换,使力度均匀(图185)。

2.指叠升降 术者双手手指张开,用两手食指叠压中脘,两手大拇指叠压气海,两手中指分别按压期门。升降运用:脏气下行,按中脘;脏气上行,按气海;行肝胁之气,按揉期门(图186)。

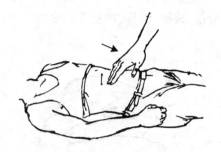

图184 荡 法

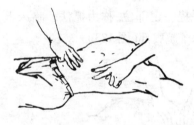

图185 五指点揉

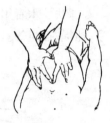

图186 指叠升降

3.六指对磊 术者用食指、中指、无名指分别同时点按腹部两侧梁门、天枢、水道3穴。然后两手六指相对向任脉处加力揉动(图187)。

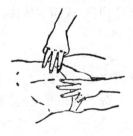

图187 六指对磊

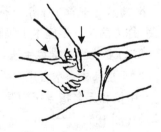

图188 抓提脐边

4.抓提脐边 术者一手五指同时抓提脐边,另一手中指端点压神阙穴。点压时五指放松,抓提时中指点压放松,一紧一松相互配合(图188)。

5.勾顶胸胁 术者两手指分别勾顶胸胁处,作用力度斜向上方,力透入里,可一松一顶用力向上,也可分指顺肋推行(图189)。

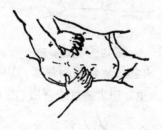

图189 勾顶胸胁

6.摇膝动腹 患者平卧,屈膝,术者一手摇晃两膝,作旋转摇,一手揉脐(图190)。

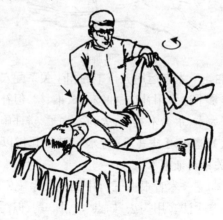

图190 摇膝动腹

7.通调脏腑 术者双手五指分压住患者上下腹部,沿行顺时针方向震动、揉捏,然后推行任脉从上往下,分推腹侧

（图191）。

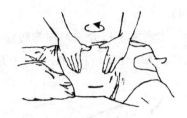

图191　通调脏腑

8.叩胸荡气　术者一掌紧贴胸背部,另一手指或半握拳叩击掌背,力度深透入里。患者需配合呼吸(图192)。

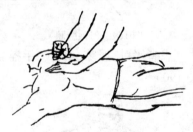

图192　叩胸荡气

9.五行相生　术者运用五行中的相生关系配穴和胸腹脏器部位施术,推拿手法多用补法,如按、摩、推、揉,但补中带泻。如肝脏有病,肝为木,水为木之母,火为木之子,辨证施术。实证可泻其子(心火),虚证可补其母(肾水),其他几行以此类推。根据五行相生关系辨证施术。

10.五行相克　术者根据五行中相克关系配穴和胸腹脏器部位施术,推拿手法多用泻法,如点、压、抓、荡,但泻中带补。如脾脏有病,实证,湿困于脾,脾为土,土被木所克,水被土所克,辨证施术。实证可补肝,助木克土,虚证可泻水通便,通调水土关系,其他几行以此类推。根据五行相克关系辨证施术。

第十一章　拍打捶叩推拿

第一节　常用拍打捶叩部位、穴位

一、头　部

见图 193、图 194。

头额——太阳、印堂、阳白、神庭。

头两侧——颔厌、率谷、络却。

头顶——百会、囟会、上星。

头后窝——风池、脑空、窍阴、玉枕。

二、腰背部

肩部——肩井、肩髎、巨骨、肩外俞、大椎、陶道、大杼、身柱。

肩胛——肺俞、膏肓、神堂、天宗、肩贞。

脊椎两侧——风门、心俞、督俞、魂门。

腰骶部——腰阳关、命门、八髎、关元俞。

臀部——环跳、秩边、承扶。

三、胸腹部

前胸——华盖、膻中、俞府、神藏、中府。

脘腹——中庭、中脘、水分、期门、梁门、天枢、腹哀。

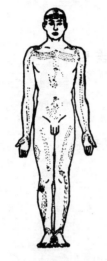

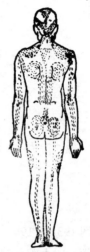

图 193　常用拍打捶叩部位（正面）　　　图 194　常用拍打捶叩部位（背面）

下腹部——神阙、气海、关元、中极、腹结、水道。

四、上肢部

臂——肩髃、臂臑、天泉、五里、消泺。

肘——曲泽、尺泽、曲池、手三里、四渎。

腕——外关、阳池、合谷、太渊、大陵、劳宫、内关、中渚。

五、下肢部

腿——风市、伏兔、血海、阴包。

膝——阴陵泉、委中、足三里、丰隆、承山、外丘。

踝——解溪、三阴交、昆仑、照海、然谷、涌泉、足临泣、内庭、仆参。

第二节 常用拍打捶叩推拿手法

一、手指点叩

术者用手指直接点叩一定部位、穴位,一般可分单指(中指)和四指并联点叩(图195)。

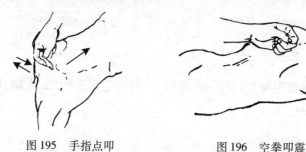

图195 手指点叩　　　　图196 空拳叩震

二、空拳叩震

术者用手半握拳叩击震动一定部位,一般多施术于背部、胸腹部(图196)。

三、空拳拍打

术者用手掌作掌心内凹状,然后拍打一定部位。患者可感到拍打处有气流渗透,一般多施术于腹部、腰部(图197)。

四、掌轮砍劈

术者用手掌鱼际侧砍劈一定部位,一般多施术于四肢肌肉丰满处(图198)。

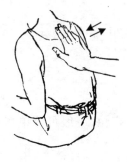

图197　空拳拍打

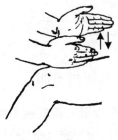

图198　掌轮砍劈

五、拳头重击

术者紧握拳头拍打一定部位，一般多施术于臀部、大腿、肩部（图199）。

六、叠掌震叩

术者一手平掌贴于患处，另一手握拳叩击掌背面，一般多施术于胸、背部（图200）。

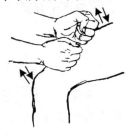

图199　拳头重击

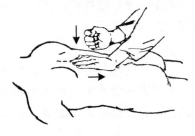

图200　叠掌震叩

七、木棒捶打

术者用特制木棒捶打一定部位,一般在施术中患者用暗力相对抗。捶打不可过猛,用力由轻到重(图201)。

八、酒药拍击

术者用手指蘸活血祛风或通经活络等类外用药酒,拍打一定部位,拍打至皮肤红润为度(图202)。

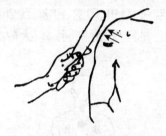

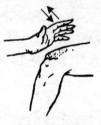

图201　木棒捶打　　　　　　图202　酒药拍击

第十二章　外用药物推拿

第一节　常用部位

手心、足心、背心、胸口、肚脐、脘腹、丹田、印堂、囟会、百会、太阳、颈窝、命门、八髎、环跳、承山、足三里、肘窝、膝窝、大陵、合谷、天宗(图203、图204)。

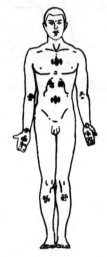

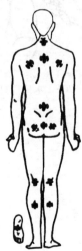

图203　外用药物常用部位(前面)　　　　图204　外用药物常用部位(背面)

第二节 常用药物

外用药物推拿中的单方、复方、酒药,都是根据药物性味、归经、主治作用等情况,按一定方法加工,如捣汁、研末、加热、泡酒、调和等,再结合各种推拿手法施术,作用于患者一定部位,从皮络、经穴、经脉上直接传导药物,达到治病防病的目的。

一、单方药

葱、姜、艾叶、醋、食盐、白酒、大蒜、麦麸、蛋清、蜂蜜、猪胆汁、人乳、童便、麻油、苍术、萝卜、地龙、胡椒、面粉、石菖蒲、雄黄。

二、复方药

1. 组方 苍术 30 克,羌活 30 克,桂枝 12 克,白矾 9 克,生姜 30 克。

功效:发表散寒。

2. 组方 防风 30 克,大葱 12 克,艾叶 50 克,石菖蒲 30 克。

功效:祛寒祛风。

3. 组方 猪胆汁 2 个,蜂蜜 30 克,童便少许,麻油 8 克。

功效:清热解毒。

4. 组方 地龙 30 克,蛋清 1 个,白酒 100 克,雄黄 3 克,麻油 6 克。

功效:清热解暑。

5. 组方 钩藤 30 克,夏枯草 60 克,龙骨 12 克,牡蛎 12 克,柴胡 20 克,菜油少许。

功效:舒肝理气。

6. 组方　枳实 60 克,醋 100 克,老鹳草 60 克,姜黄 6 克,细辛 6 克,盐 100 克。

功效:宽胸祛烦。

7. 组方　莱菔子 90 克,香附 20 克,生姜 30 克,食盐 100 克。

功效:消疳祛积。

8. 组方　山楂 50 克,鸡屎藤 60 克,鱼腥草 60 克,麦麸 20 克,白酒 100 克。

功效:健脾和胃。

9. 组方　葱 50 克,地龙 30 克,锁阳 60 克,淫羊藿 60 克,千张纸 30 克,紫河车 30 克,醋 50 克。

功效:补肾壮阳。

10. 组方　羌活 30 克,苍术 30 克,胡椒 30 克,大蒜 12 克,葱 20 克,艾叶 60 克。

功效:避疫健身。

三、酒药类

1. 组方　透骨草 30 克,伸筋草 30 克,自然铜 8 克,乳香 12 克,大黄 6 克,当归 20 克,红花 12 克,生地黄 20 克,芍药 20 克。

功效:续筋接骨。

2. 组方　三七 30 克,七叶一枝蒿 20 克,乳香 8 克,鸡血藤 40 克,大黄 8 克,马钱子 12 克,骨碎补 40 克。

功效:活血壮骨。

3. 组方　枳实 60 克,生地黄 60 克,桃仁 40 克,三棱 30 克,血竭 30 克,穿山甲 20 克,木通 30 克。

功效:活血祛瘀。

4. 组方　海风藤 60 克,鸡血藤 60 克,老鹳草 60 克,丝瓜络

60 克,川乌 20 克,草乌 20 克,桂枝 20 克,姜黄 12 克。

功效:通经活络。

5. 组方 羌活 30 克,独活 30 克,牛膝 40 克,防风 40 克,桑枝 60 克,川芎 20 克,五加皮 30 克,木瓜 20 克,乌梢蛇 20 克,秦艽 30 克。

功效:祛风利湿。

6. 组方 刘寄奴 30 克,桃仁 12 克,狼毒 6 克,川芎 20 克,木通 30 克,马钱子 12 克,枳实 30 克,秦艽 20 克,乳香 8 克,没药 8 克,当归 20 克,红花 10 克。

功效:消痞散结。

7. 组方 青藤香 40 克,龙骨 12 克,牡蛎 12 克,威灵仙 30 克,透骨草 60 克,香附 20 克,佛手草 40 克,骨碎补 30 克,乳香 20 克,冰片 10 克。

功效:理气镇痛。

8. 组方 海马 12 克,海龙 12 克,羌活鱼 12 克,羚羊角 6 克,延胡索 20 克,牛膝 30 克,茯苓 30 克,五味子 20 克,肉桂 30 克,杜仲 20 克,生地黄 20 克,何首乌 30 克。

功效:强筋壮骨。

第三节 常用推拿手法

一、揉 法

术者用外用药物揉动一定部位,以皮肤湿润为度,称为揉法(图 205)。

二、擦　法

术者用外用药物摩擦一定部位,使皮肤发红为度,称为擦法(图206)。

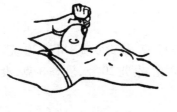

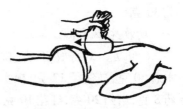

图205　揉　法　　　　　　　　图206　擦　法

三、抹　法

术者用外用药物如水剂、敷药等,抹涂一定部位,使皮肤感受药物刺激,称为抹法(图207)。

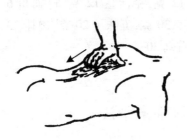

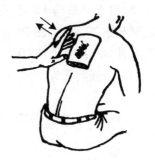

图207　抹　法　　　　　　　　图208　拍　法

四、拍　法

术者将药物贴在一定部位上,然后用手拍打药物,通过拍击使药液渗透入里,称为拍法(图208)。

五、握 法

患者用手握捏药物,以手掌有热感为度,术者可协助握捏,称为握法(图209)。

六、热烫法

术者将药物加热后,用烫热的药物在患者一定部位上滚动,称为热烫法(图210)。

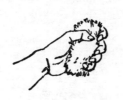

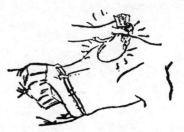

图209 握 法

图210 热烫法

七、膏摩法

术者将药物研成细末调成膏状,涂敷在一定部位后,进行摩动揉捏,称为膏摩法(图211)。

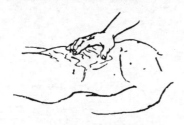

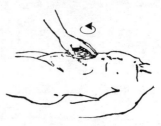

图211 膏摩法

图212 酒洗法

八、酒洗法

将药物浸入酒中,一般在 7 天后取出,然后用药酒擦洗推搓一定部位,称为酒洗法(图 212)。

第十三章　民间气功推拿

第一节　常用练功方法

气功推拿首先要求术者掌握练功方法。气功练功方法因各地区武术界流派不同,其方法也不一样。对于推拿有效的功法有以下几种:

一、周天功

1. 功法　排除杂念,意守丹田,以求意到气到。术者可站立或卧床进行。呼气一口,将肛门一缩一提,同时小腹内收后贴。吸气时,意念丹田之气注入会阴,经长强,过命门,闯夹脊,上行玉枕,达百会,目微下视,意念引百会之气下行膻中,吞津一口,引气归入丹田(图213)。

2. 外气　意守丹田,升气走胸,从手三阴导引达手指、掌面,然后,从手三阳循臂上头顶由百会吞咽归丹田。

二、自然功

1. 功法　术者可取站立式或坐式,务需精神宁静,心情舒畅,面带微笑。全身需放松,意守肚脐,静坐10分钟。初用腹式呼吸,稍后采取自然呼吸,意念引起内气上升,由胸达手,再由手循头后上顶下肚脐(图214)。

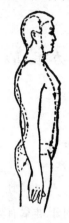
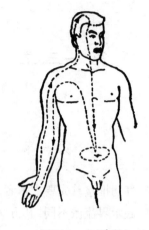

图213　周天功　　　　　　　图214　自然功

2. 外气　术者施术时,只要意守丹田,内心略为静神片刻,可意引丹田之气入手、掌,而发外气,外气由头顶回归丹田。

三、太极功

1. 功法　术者缓慢运行太极拳招式,意守丹田,排除杂念,呼吸自然,舌顶上腭,鼻调气息,步法一稳一松,手指端迎去,意念引气发暗力,收回意念引气入丹田。刚柔相并,力在脚跟,气运手指(图215)。

2. 外气　术者施术时,动中有静,静中生动,意守丹田,引气上行手、掌,而自发外气,致手掌有热感传导。然后以静收式,气回归丹田。

四、掌心功

1. 功法　术者取站立式或坐式,可自然呼吸。全身松静,意

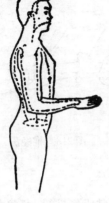
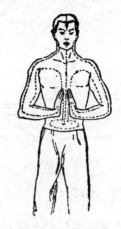

图215 太极功 　　　　图216 掌心功

守丹田,然后提升,意守掌心劳宫穴,五指尖端微微有暗力生发,掌心烫热,外气发出,可作以下几式。怀中抱月式:对掌心分合;托天降雪式:平掌心升起,沉降掌心朝地;腾龙伏虎式:左右摆动,伸前屈后(图216)。

2.外气 心静,意引内气于掌心,手指自然发生暗力,掌心热感气流传出。以静内收功力,气循经回归丹田。

第二节 民间气功推拿手法

一、点穴法

术者将内气运于手指端,然后按压在患者穴位上不动,利用内动生力行气,直达穴位,患者觉穴位处有温热感往里传导(图217)。

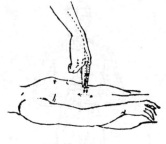

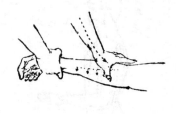

图 217　点穴法　　　　　　　　图 218　推经法

二、推经法

术者将内气发于掌上或鱼际处,用掌沿经推行,术者之掌所推之处,患者可觉温热之感顺经而行(图 218)。

三、外气法

术者意守丹田,引气上行于手指或掌,离患者部位、穴位一定距离或隔衣发外气。患者可感到术者施外气之处,有气热感传入渗透皮肤(图 219)。

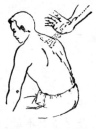

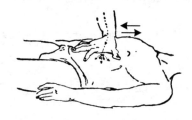

图 219　外气法　　　　　　　　图 220　擦络法

四、擦络法

术者用手掌迅速擦揉一定部位,使患者顿感络脉透热入里,术者手掌也同时发热,然后贴于患处发外气,患者可深感热流渗入经脉、骨骼(图220)。

五、掌震法

术者用手掌贴于患部,在内发气于掌上,然后,手腕作微微震颤传热入里,患者可感到施术部位抖动、震荡(图221)。

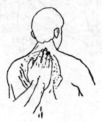

图221　掌震法

六、提抖法

术者双手分别拿提患者脘腹部,左右扭动抖颤,反复多次,然后用手掌贴于脐中,手掌发外气传入里。嘱患者意守丹田(图222)。

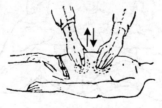

图222　提抖法

七、自循法

患者将双手分别贴在双足掌心或双掌对贴,术者嘱患者意

守所贴掌心、足心,并施术推行于相应的经脉,术者协助患者自
循导通内气(图223)。

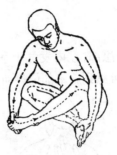

图223　自循法

八、对引法

术者令患者与一健康人对面静坐,各分别用一手掌或足掌对
贴,术者双手同时分别拿住两人的另一只手,通过点按经穴,让经
穴传导感同时在两人身上产生,嘱两人意守掌或足掌对贴处,至
相互有热感导入为止。健康人热感导入一般要快些(图224)。

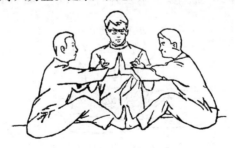

图224　对引法

第十四章 子午流注推拿

民间的子午流注推拿,是根据人体经脉气血流注盈亏,以及一天中阴阳消长的变化规律,来调节人体内阴阳失衡,达到治病防病的目的。

子午流注的临床运用,一般分为两种:一为按天干开穴,一为按地支开穴。前者称为纳干法,后者称为纳支法。下面介绍的子午流注推拿主要是纳支法,因为子午流注纳支法是一种广义的流注取穴法,它比纳干法推算穴位简便。此法的临床运用,是以一天的时辰经气流注,分纳脏腑,结合补母泻子方法开穴,采用推拿手法的补泻施术以治疗疾病。

第一节 经脉与时辰

根据子午流注纳支法十二经脉的气血循行,一天中的24小时分布,从半夜子时,即23时至次日1时为气血输注胆经起,按顺序相推时辰是子、丑、寅、卯、辰、巳、午、未、申、酉、戌、亥。经脉为胆、肝、肺、大肠、胃、脾、心、小肠、膀胱、肾、心包、三焦(见表2)。

表2 子午流注取穴法

经脉	胆	肝	肺	大肠	胃	脾	心	小肠	膀胱	肾	心包	三焦
时辰	子	丑	寅	卯	辰	巳	午	未	申	酉	戌	亥
时间	23~1	1~3	3~5	5~7	7~9	9~11	11~13	13~15	15~17	17~19	19~21	21~23

第二节　推拿补母泻子配穴

子午流注纳支法中的母子补泻配穴关系,是根据脏腑配合时辰,结合各经症状的虚实,通过十二经的井荥俞经合的五行关系,按"虚则补其母,实则泻其子"的原则,来配穴施行推拿补泻手法以治疗疾病。当某经经气最盛的时候,应迎其经之盛,取子穴泻之。推拿手法的泻法,为点、掐、拨、擦。气血开始流过某经的时间,也是某经气血最虚的时候,应随其经之虚,取母穴补之。推拿手法的补法,为揉、摩、推、拿。纳支法中气血流注经脉有"泻则乘其盛,补则随其去"开穴法,根据这一规律在推拿施术中的点、按、掐、拨、擦手法,能乘其盛而通其经,平阳调阴,活血行气;而推、压、揉、拿、拨则能随其去而散其瘀,补其虚,调经通络,泻实祛邪。

表3　推拿补泻母子配穴表

经别	五行	母相子生	流注	补法			泻法			本穴	原穴	推拿
				母穴	时间	推拿	子穴	时间	推拿			
肺	辛(金)	土生金	寅	太渊	卯时5~7	按揉	尺泽	寅时3~5	弹拨	经渠	太渊	推压
大肠	庚(金)	金生水	卯	曲池	辰时7~9	揉拨	二间	卯时5~7	深掐	商阳	合谷	拿掐
胃	戊(土)	火生土	辰	解溪	巳时9~11	压揉	厉兑	辰时7~9	重掐	三里	冲阳	点按
脾	巳(土)	土生金	巳	大都	午时11~13	按揉	商丘	巳时9~11	点按	太白	太白	掐捏

续表

经别	五行	母相子生	流注	补法			泻法			本穴	原穴	推拿
				母穴	时间	推拿	子穴	时间	推拿			
心	丁(土)	木生火	午	少冲	未时13～15	揉摩	神门	午时11～13	点掐	少府	神门	推捏
小肠	丙(火)	火生土	未	后溪	申时15～17	揉拨	小海	未时13～15	弹拨	阳谷	腕骨	掐捏
膀胱	壬(水)	金生水	申	至阴	酉时17～19	掐揉	束骨	申时15～17	深掐	通谷	京骨	点掐
肾	癸(水)	水生木	酉	复溜	戌时19～21	轻揉	涌泉	酉时17～19	重按	阴谷	太溪	勾掐
包络	丁(火)	木生火	戌	中冲	亥时21～23	掐揉	大陵	戌时19～21	点压	劳宫	大陵	点按
三焦	丙(火)	火生土	亥	中渚	子时23～1	揉拨	天井	亥时21～23	弹拨	支沟	阳池	按压
胆	甲(木)	水生木	子	侠溪	丑时1～3	压揉	阳辅	子时23～1	点按	临泣	丘墟	点掐
肝	乙(木)	木生火	丑	曲泉	寅时3～5	摩揉	行间	丑时1～3	点掐	大敦	太冲	掐捏

第三节　推拿辨证施术

一、主客相配

十二经脉气血的流注,是以一天的时辰来分别确定的。凡某时所注气血的经脉,在推拿施术中该经就为主经,穴位就为主穴,其他经脉就为客经、辅经、辅穴。在推拿辨证施术中,如该经该脏病变为实证,在主经上可逆推,在主穴上可重泻;在其他经脉、经穴上可施行补法。如该经该脏是虚证,在主经上可顺其经脉推行,在主穴上可缓揉补之;在其他经脉、经穴上可施行推拿泻法。一般是主客相配,以主为重点施术,其他为客,是辅助施术。

二、母子相生

根据五行中相生关系"生我者为母,我生者为子",在气血流注"母"时或"子"时,进行一定推拿施术,使"母"与"子"相生关系得到平衡协调,达到调阴平阳,补虚泻实的目的。在气血流注经脉时,根据母子相生关系,临床上推拿施术可采用两种方法:

1. 补母养子 如肺经虚弱,金为土之子,即土生金,当脾土气血流注时,可以补母养子,即健脾润肺。推拿施术可采用补法:点揉中脘、梁门、建里,从腰椎往上推行督脉,揉拨足三里、大都等穴。其他几行几脏以此类推。

2. 调子孝母 如心火虚弱,不能生土。土为火之子,即火生土,当脾土气血流注时,可调子孝母,即调脾宽心。推拿施术可采用泻中有补的方法,通泻脾胃之火。点压中脘、天枢,重掐足三里、太白,从天突穴往下推行任脉。因子一般弱于母,所以泻不能太过,应温脾胃之虚,掌揉脘腹,按揉大都、太白等穴,其他几行几脏以此类推。

三、开闭相通

根据子午流注纳支法按时循经取穴,气血流注经脉的经穴为开穴,而未经流注的经脉、经穴为闭穴。在临床中可以通过用开穴通闭穴之法连通经脉,一般认为,子→午为阳即早晨、上午之时。午→子为阴,即下午、半夜之时。在推拿施术中,子午时,可以用阳经开穴至阳经闭穴;午子时,可以用阴经开穴至阴经闭穴。

临床推拿施术:阳经开穴至阳经闭穴。如辰时(7~9时)为大肠经气血流注,可点、按、推、拿大肠经开穴曲池、二间、商阳、合谷等穴,再施术胃经闭穴三里、冲阳、厉兑、解溪等穴,调通胆经闭穴侠溪、阳辅、临泣、丘墟、日月等穴。阴经开穴至阴经闭穴。如酉时(17~19时)为肾经气血流注,可点、按、推、拿肾经开穴复溜、涌泉、阴谷、太溪等穴,再施术心包络闭穴中冲、大陵、劳宫等穴,调通心经闭穴少冲、神门、少府等穴。这样开闭穴相通,临床中就可以灵活掌握,即以时辰开穴,也可用时辰导引闭穴。施术选穴时就可广泛用穴,避免因时辰局限而误失治病良机。

四、流注相依

十二经脉脏腑气血流注程序,也是各脏腑间互为表里转化的关系。其中肺经、大肠经、心经、小肠经、心包络经、三焦经为里传表,气血流注从内行外,疾病的生变也可从里透外。临床中推拿施术,可借助气血流注关系由里传表,活血化瘀祛邪,防邪入侵肌肤。另外,可祛内邪,引出通道,托里传表。推拿方法:

1. 顺水推舟　用手指或掌顺经脉流注推行。

2. 前引后送　在表经穴上揉、捏、擦,在里经穴上点、压、推。

另外、胃经、脾经、膀胱经、肾经、胆经、肝经为表传里,气血流注从外行内,疾病的生变,外邪可随之深化传里。临床中推拿施术,可泻表托里,防治内患,以阻外邪,固里束表。

推拿方法:

1. 闭门阻邪　用手指或掌揉、按里经,可调经活血,防邪固经。

2. 前阻后切　用手指或掌缓摩里经穴,重按、点、掐泻表经穴。

第十五章　保健强身推拿

第一节　自我窍穴保健

自我窍穴保健主要是利用各窍穴与内脏之间互相联系、互相沟通的关系,达到通过保健窍穴,调节内脏功能,直至防病强身的目的。古代中医认为人体有病,窍穴上就有所反应。如肝开窍于目,肾开窍于耳等。所以,窍穴保健推拿方法,深受历代人们重视,相传至今。

一、口　窍

1. 叩齿　口唇微闭,有节律地叩击上、下齿(图225)。

2. 净口　口唇微闭,用舌在齿唇之间用力卷抹,左右摆舌(图226)。

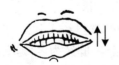　　

图225　叩齿　　　　　　　图226　净　口

3. 吞津　口唇微闭,舌顶上腭摆动,然后将津液徐徐咽下。

4. 动唇　上下嘴唇有节律地向口内收缩,然后用切牙轻微咬唇。

5. 摆颌 嘴微微张开,向左右摆动上、下颌关节。

二、鼻 窍

1. 揉鼻根 用两手拇指揉按,从鼻梁至迎香穴。

2. 捏鼻孔 用两手指捏鼻孔,以使鼻有酸胀痛感为度。

3. 推鼻梁 用一手大拇指推行鼻梁,反复多次。

4. 按迎香 用两手指按压揉动迎香穴(图227)。

5. 擦鼻侧 用两手指迅速擦搓鼻侧处,以肤热为度。

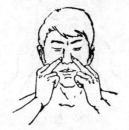
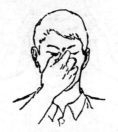

图 227 按迎香   图 228 捏眼角

三、眼 窍

1. 揉眼目 两眼轻微闭合,用两手指相互摩擦生热后,随即揉摩两眼目。

2. 内旋目 两眼微闭,两眼球在内进行左右、上下旋转,然后睁眼定睛。

3. 捏眼角 用两手指对捏、按揉内眼角(图228)。

4. 刮眉眶 用手指微屈,分别推刮两眼眶上边缘处。

5. 按眼角 用手指按压揉动外眼角穴位。

四、耳　窍

1. 震耳　用两掌心按压耳孔,然后做有节律的鼓动,震动耳孔(图229)。

2. 叩耳　用两掌心按压耳孔后,手指在脑后部弹叩,可觉脑后有"咚、咚"声。

3. 扯耳　用两手指拿扯耳垂、耳尖处,反复多次(图230)。

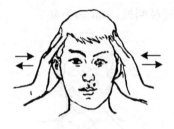
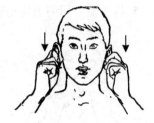

图229　震　耳　　　　　　图230　扯　耳

4. 揉耳　用手指分别按揉耳门、听宫、听会等穴。

5. 屈耳　用手将耳向前倾屈叠压耳孔,反复多次。

五、阴　窍

1. 擦阴侧　用手掌擦搓两大腿内侧处(图231)。

2. 捏睾丸　男子用手揉捏睾丸,有热感传入内肾腰部。

3. 收子宫　女子膝屈床上,两手向前方伸直,背部一弯一伸,内收子宫。

4. 揉曲骨　用手指按揉曲骨穴。

六、肛　窍

1. 提肛　用内在之力,升提肛门,一收一松,反复多次(图

232）。

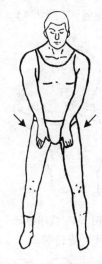

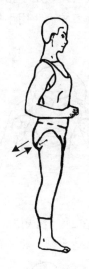

图231 擦阴侧　　　　　　　图232 提　肛

2.揉肛　用手指按揉肛门外长强穴。

3.勾肛　用手指从前阴部勾提肛门。

第二节　全身部位保健

一、头面部

1.揉太阳　用双手拇指揉动太阳穴（图233）。

2.摩额头　用手指摩动额头面，来回反复。

3.揉风池　用手指按揉风池穴。

4.捏颈部　用手指对掌捏揉颈后窝。

5.搓颜面　先将手掌搓热，然后用手掌搓擦颜面部。

6. 梳头侧　用手指端从头部两侧梳理至后脑部。

7. 按四神聪　用手指分别按压四神聪各穴(图234)。

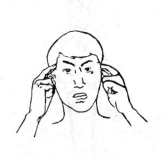

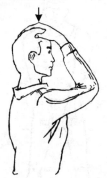

图 233　揉太阳　　　　　　　　图 234　按四神聪

8. 摇动头颈　将头前弯后屈,左右摆摇、旋转等。

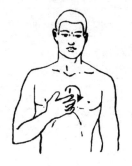

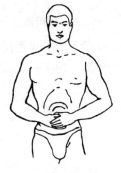

图 235　揉　胸　　　　　　　　236　揉　腹

二、身躯部

1. 揉胸　用手掌揉动胸乳部(图235)。

2. 推腹　用手从胸胁心窝处,往两侧分推,然后直下推至小腹处。

3. 揉腹 用手掌贴于脐上按顺时针或逆时针方向上下、左右揉动(图 236)。

4. 擦胁 用两手指或小鱼际擦揉两侧胁部。

5. 拍胸 自然呼吸,用手指拍打胸部。

6. 点穴 用手指点揉建里、中脘、气海、天枢等穴。

7. 提腹 用手拿提腹肌,可顺任脉拿提或扭转拿提。

8. 擦腰 用手掌上下擦搓腰骶部,以肤热为度(图 237)。

9. 摩腰 用手指、掌从左到右或从右到左摩动腰部。

10. 捶腰 手握拳,以拳背叩击腰骶部位(图 238)。

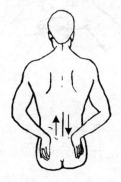

图 237 擦 腰 　　　　图 238 捶 腰

11. 晃腰 将腰部来回左右旋转晃摇。

12. 动肩 两肩左右、上下活动。

13. 呼吸 胸式呼吸:气吸入胸部,然后缓慢吐出。腹式呼吸:气吸入腹部,然后缓慢吐出。

三、上肢部

1. 捏肩臂 用手掌握捏肩臂部,从肩井开始捏动。

2. 擦手臂 用手作抱推状,从手三阴经擦推而下止于手腕处,然后翻手腕背面手三阳经推擦至肩峰(图239)。

3. 拔手指　用一手拔扯另一手各指关节,两手相互交替进行。

4. 搓手掌　用两手掌合拢相互搓擦,以肤热为度。

5. 拿合谷　用两手指拿揉合谷穴(图240)。

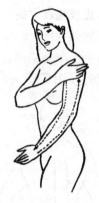
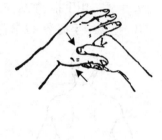

　　图239　擦手臂　　　　　　　　图240　拿合谷

6. 按揉穴　用手指按揉太渊、神门、手三里、曲池、劳宫、内关、外关等穴。

7. 旋转肩　手臂伸直旋转肢体。

8. 动手腕　将手伸直,让手腕关节左右、上下活动。

9. 捏手指　用一手握捏另一手指关节、腕掌关节,两手交替进行。

四、下肢部

1. 搓大腿　盘腿坐着,用两手掌搓动大腿。

2. 推下肢　用两手弯成抱推状,从上往下推擦下肢(图241)。

3. 擦足心　用手掌迅速擦动足心,以肤热为度。

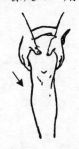

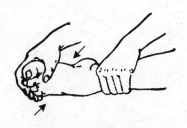

图241　推下肢　　　　　　　图242　捏足掌骨

4. 捏下肢　用手握捏小腿、大腿部。

5. 揉膝部　用手掌揉动膝关节。

6. 提膝部　站立式,膝部往上提起,然后抖动,用力蹬下。

7. 弓步式　站立弓步式,一弯一伸地活动关节。

8. 马步式　站立马步式,一上一下地活动关节。

9. 点按各穴　点按揉动足三里、三阴交、血海、承山等穴。

10. 捏足掌骨　用手握捏足掌骨(图242)。

下　　篇

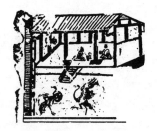

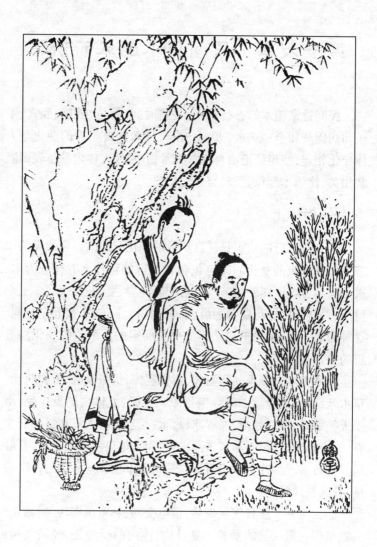

第十六章　民间医术的五行辨证

民间推拿施术的五行辨证,是将时间、部位、脏腑、经穴、手法和病因分属金、木、水、火、土五行,从而使自然界的变化与人体变化相连,使辨证论治与推拿施术相通,使人体内脏与表面肌肤相关,使施术部位、经穴与手法相配。

一、时间上看五行

古人对五行的认识是从自然界的变化开始的。自然界的季节变化和昼夜的变化同时也包含着五行的特性。五行分为木、火、土、金、水,一年的季节与五行配属为春、夏、长夏、秋、冬五个阶段,一昼夜的循行配属为晨、上午、中午、下午、半夜五个时间。这种配属关系,是根据自然界的变化而定的。季节的变化与五行的关系如下:

1. 木主春　春季气候温和,春雷震惊,伏蛰梦醒,万物萌动,草木吐绿,大地呈现一派春生景象。春天,人体内的反应是,由于天气始开,地气始泄,冻解冰释,水行经通,故人气在脉。肝主春,通于春季之气,春季风多湿少,因而人体患病风邪易入,且肝风内动者多。治疗上多用舒肝祛风之法,推拿施术常用行经通络,开窍祛风的手法。

2. 火主夏　夏日气候炎热,雷电交加,林木茂密,万物盛长,大地呈现一派火热的景象。夏日,人体内的反应是,经满气满,入孙络受血,皮肤充实。心主夏,通于夏季之气,夏季热多燥少,因而人体患病,热邪、暑邪易入,心热烦躁昏厥者多。治疗上多用清热解毒之法,推拿施术常用救逆醒神,解表泻热的手法。

3.土主长夏　长夏气候温热,晴空万里,万物滋润,暑热渐退,大地呈现一派长夏景象。长夏,人体内的反应是,经络皆盛,内溢肌中。脾主长夏,通于土气,在长夏中湿多寒少,因而人体患病,湿邪易入,脾常为湿邪所困,身软无力者多。治疗上多用燥湿健脾之法,推拿施术常采用通脏燥湿的手法。

4.金主秋　秋日气候渐凉,金风渐起,大雁南飞,树木叶落,万物成实,大地呈现一派秋收景象。秋日,人体内的反应是,天气始收,腠理闭塞,皮肤引急。肺主秋,通于秋季之气,秋季干燥清凉之气多,温和之气少,因而人体患病,燥邪易入,肺常被燥邪所动。治疗上采用清肺润燥之法,推拿施术常用以腑调气的手法。

5.水主冬　冬日气候严寒,大雪纷飞,草木凋零,虫蛇伏穴,万物蛰藏,大地呈现一派冬藏景象。冬季,人体内的反应是,因冬季盖藏,血气在中,内着骨髓,通于五脏。肾主冬,通于冬季之气。冬季中寒凉之气多,火热之气少。因而人体患病,寒邪易入,肾常为寒邪所袭,阳气虚衰,四肢厥冷。治疗上多用升阳祛寒之法,推拿施术常用通经活络,整骨扶阳的手法。

一天 24 小时的时辰,也可分出五行。这是根据昼夜的日月变化循行规律确定的。一天 24 小时分为晨(2～7 时),上午(7～12时),中午(12～16 时),下午(16～21 时),半夜(21 时至次日 2 时)五个不同阶段。所属五行分别为:晨(木)、上午(火)、中午(土)、下午(金)、半夜(水)。另外,一天之中,早为阳,晚为阴。

1.木主晨　清晨雾露滋润,万物得养,夜幕渐开,寒凉消退。

在人体中阳气缓动,睡意渐消。晨为 2～7 时,按子午流注气血循行,晨时是肝经、肺经、大肠经气血流注时间,所以,此时若肝血不藏易失眠多梦,肺气不固易伤风寒,大肠失调则腹泻不止。治疗中应舒肝理气,祛风固表。推拿施术常用扶阳强身,调经活血之手法。

2. 火主上午　上午万象更新,一派生机,气温上升,日见光明。在人体中阳气升发渐旺,神清身爽。上午为 7～12 时,按子午流注气血循行,上午是胃经、脾经气血流注时间。胃气失调而不思饮食,思虑过度而伤脾。治疗中应着重开胃健脾。推拿施术常用动脏调腑之手法。

3. 土主中午　中午红日当空,万物得长,气温盛长,天气明朗。在人体中阳气隆盛,身体舒适,神志宁静。中午为 12～16 时,按子午流注气血循行,中午是心经、小肠经、膀胱经气血流注时间。若心血虚弱则心神疲乏,小肠失调则脘腹胀满,膀胱湿热则小便黄浊。治疗中应调阴平阳,通行三焦。推拿施术常用泻热安神,通调脏腑之手法。

4. 金主下午　下午日暮黄昏,万物得收,气温下降,天色转暗。在人体中阳气逐渐衰减,阴气盛长,身困不适,神疲乏力。下午为 16～21 时,按子午流注气血循行,下午是肾经、心包经气血流注时间。若肾虚阳衰则神疲乏力,心包虚弱则心慌意乱。治疗中应助阴扶阳,推拿施术常用整骨扶阳,通经顺气之手法。

5. 水主半夜　半夜黑暗阴森,万物得藏,气温低下。在人体中阳气内潜,邪易犯内。半夜为 21 时至次日 2 时,按子午流注气血循行,半夜是三焦经、胆经气血流注时间。若三焦湿热则脘腹疼痛,胆气不舒则胆战心惊,恐慌惧怕。治疗中应祛湿利胆。推拿施术常用调理三焦,理气宽胸之手法。

二、人体上布五行

按人体外在的分布有皮、脉、肌、筋、骨五大类,这五大类分布又与五行相配。即皮(金)、脉(火)、肌(土)、筋(木)、骨(水)。这种五行属性的划归与五脏有一定联系。

1. 皮(金)　因肺主皮毛,肺气宣发,把气血津液输布于皮毛,保护机体,抗御外邪,如金弱皮损,外邪就会入里。推拿施术常用推、擦、揉、搓等手法。

2. 脉(火)　因心主血脉,即心脏有推动血液在脉管内运行以营养全身的功能,同时心气也产生了推动作用。心气旺盛,使血液在脉管中沿着一定的方向运行不息,将血中的营养物质润养全身。如火损脉弱,会出现心气不足。推拿施术常用推、抱、抖、点等手法。

3. 肌(土)　因脾主肌肉,即脾有运化水谷精微、供养肌肉的作用,脾健土旺,则肌肉丰满,脾虚胃弱,则肌肉萎缩。推拿施术常用拿、提、捏、压等手法。

4. 筋(木)　肝主筋,即经筋依赖于肝血滋养,肝血充盈则经筋舒展。如木动筋抽,为肝血不足;筋缩木枯,为血不养筋;筋硬木坚,为血不营筋。推拿施术常用弹、拨、震、叩等手法。

5. 骨(水)　肾主水,即肾有主持调节人体水液代谢的功能。膀胱通利,为肾脏行水功能正常;如骨弱水泛,为肾气不足;骨热水结,为膀胱水利较少;骨寒水乱,则膀胱淋漓不止。推拿施术常用整骨调脏等手法。

三、脏腑上辨五行

五行金、木、水、火、土分配于五脏肺、肝、肾、心、脾。根据五脏与六腑表里相对应的关系,大肠、胆、膀胱、小肠、胃、三焦六腑又分属五行。五行学说的相生关系为:金生水,水生木,木生火,火生土,土生金,五行循环往复不已。

按五行相生来划分五脏的相互联系为:肺金清肃下行助肾水,即金生水。肾水之精气养肝木,即水生木。肝木藏血营济心火,即木生火。心火阳气热血温养脾土,即火生土。脾土化生水谷精微以充实肺金,即土生金。

按五行相生来划分六腑的相互联系为:大肠清理水质蓄于膀胱,即金生水。膀胱气化升于胆,即水生木。胆汁注入小肠,即木生火。小肠疏导升利于胃,即火生土。胃气下行助于大肠,即土生金。

以上为五行在五脏、六腑的相生关系。既有相生,也就有相克。按五行相克关系为:金克木、木克土、土克水、水克火、火克金,五行相克循环无尽。

按五行相克关系来划分五脏为:肺金之气清肃下降,抑制肝阳上亢,即金克木。肝木的条达,疏泄脾主流失,即木克土。脾土的运化,控制肾水泛滥,即土克水。肾水的滋润,平降心火狂躁,即水克火。心火的阳热,制约肺金清肃太过,即火克金。

按五行相克关系来划分六腑:大肠疏泻失调,影响胆汁流失,即金克木。胆气的升发太过,则胃气上逆,即木克土。胃的阳热太盛,则膀胱气化失调,即土克水。膀胱的疏泻,则牵连小肠固摄,即水克火。小肠的疏导失调,则大肠排泄失控,即火克金。

四、经穴上定五行

经穴上定五行,主要是以十二经脉在四肢、肘、膝关节以下的井、荥、俞、原、经、合66个特定俞穴而分属五行。它的含义是按气血循行经穴的规律而确定的："所出为井,所溜为荥,所注为俞,所行为经,所入为合。"因各穴与五行相配,故名为五行俞。这种五行配穴法,是按照五行相生相克的理论依次配属俞穴,并结合"虚则补其母,实则泻其子"的相生关系施术。可参见表4。

按民间脏腑推拿选穴法,腹部穴位也分属五行,这种分法,一是按内脏在腹部的位置划分,二是按临床施术的经验划分。

金——肺　施术于胸乳部位,选用穴:膻中、中府、华盖、天突。

木——肝　施术于胁肋部位,选用穴:气海、期门、日月、章门。

水——肾　施术于小腹部位,选用穴:曲骨、水道、大赫、肓俞。

火——心　施术于胸心窝部位,选用穴有:天枢、天池、神封、鸠尾。

土——脾　施术于胃脘部位,选用穴有:神阙、中脘、腹结、梁门。

表4　十二经井荥俞经合母子相生穴表

天干	经别	母穴	穴别	五行相生	子穴	穴别	五行相生
甲木	胆经	侠溪	荥水	水生木	阳辅	经火	木生火
乙木	肝经	曲泉	合水	水生木	行间	荥火	木生火
丙火	小肠经	后溪	俞木	木生火	小海	合土	火生土
丁火	心经	少冲	井木	木生火	神门	俞土	火生土
戊土	胃经	解溪	经火	火生土	厉兑	井金	土生金
己土	脾经	大都	荥火	火生土	商丘	经金	土生金
庚金	大肠经	曲池	合土	土生金	二间	荥水	金生水

续表

天干	经别	母穴	穴别	五行相生	子穴	穴别	五行相生
辛金	肺经	太渊	俞土	土生金	尺泽	合水	金生水
壬水	膀胱经	至阴	井金	金生水	束骨	俞木	水生木
癸水	肾经	复溜	经金	金生水	涌泉	并木	水生木
丙相火	三焦经	中渚	俞木	木生火	天井	合土	火生土
丁相火	心包经	中冲	井木	木生火	大陵	俞土	火生土

民间医生对会穴运用的配穴,多用五行关系来划分,通过五行对会穴的分属,在治疗上的相生、相克运用疗效更为显著。

金——气会穴膻中,主治气病。阴脉之会穴会阴,主治阴脉急症。

木——筋会穴阳陵泉,主治经筋病。诸阳之会穴百会,主治阳脉急症。

水——骨会穴大杼,主治骨病。髓会穴绝骨,主治髓病。

火——血会穴膈俞,主治血病。

　　　脏会穴章门,主治五脏病。

土——脉会穴太渊,主治脉络病。

　　　腑会穴中脘,主治六腑病。

表5　十二经五俞穴分属五行表

阴		经			阳		经		
穴名 经别	井 木	荥 火	俞 土	经 金	合 水	穴名 经别	井 金	荥 水	俞 木	原	经 火	合 土
肺(金)	少商	鱼际	太渊	经渠	尺泽	大肠(金)	商阳	二间	三间	合谷	阳溪	曲池
脾(土)	隐白	大都	太白	商邱	阴陵泉	胃(土)	厉兑	内庭	陷谷	冲阳	解溪	足三里

续表

阴		经			阳		经		
穴名 经别	井 木	荥 火	俞 土	经 金	合 水	穴名 经别	井 金	荥 水	俞 木	原	经 火	合 土
心(火)	少冲	少府	神门	灵道	少海	小肠 (火)	少泽	前谷	后溪	腕骨	阳谷	小海
肾(水)	涌泉	然谷	太溪	复溜	阴谷	膀胱 (水)	至阴	通谷	束骨	京骨	昆仑	委中
心包 (相火)	中冲	劳宫	大陵	间使	曲泽	三焦 (相火)	关冲	液门	中渚	阳池	支沟	天井
肝(木)	大敦	行间	太冲	中封	曲泉	胆(木)	窍阴	侠溪	临泣	丘墟	阳辅	阳陵泉

表6　推拿手法上五行相生运用补法表

五行相生	推拿手法相配	治则	补法
金生水	摩揉后施点按之法	活血散瘀	整骨生力
水生木	点按后施拨动之法	镇痛祛风	补气虚
木生火	拨动后施推抖之法	散寒祛湿	补血虚
火生土	推抖后施拿捏之法	通经活络	补气血虚
土生金	拿捏后施摩揉之法	解表行气	扶正祛邪

表7　推拿手法上五行相克运用泻法表

五行相克	推拿手法相配合	治则	泻法
金克木	摩揉后施拨动之法	祛风燥湿	泻肝平阳
木克土	拨动后施拿捏之法	理气导滞	通泻六腑
土克水	拿捏后施点按之法	活血祛燥	清利湿热
水克火	点按后施推抖之法	活血化瘀	平降心火
火克金	推抖后施摩揉之法	疏通经脉	导泻肺热

五、手法上分五行

推拿手法上分五行,是根据施术手法的特点,选用不同部位和操作的力度、方向而确定的。按五行可划分以下几种推拿手法:拿捏、推抖、摩揉、拨动、点按等。

摩揉——金　即摩揉力度是环行或轻微用力,常施术于皮部。

推抖——火　即推抖力度分别直行或闪动用力,常施术于脉部。

拿捏——土　即拿捏的力度是向上或相对用力,常施术于肌肉部。

拨动——木　拨动时深掐用劲,透力在经筋上,常施术于经筋部。

点按——水　即点按的力度向下,垂直用力施术,常施术于骨骼部。

六、病因上归五行

人与自然界是统一整体,因此,自然界的风、寒、暑、湿、燥、火,也可直接影响人的身体,并有所反应。而人的情志变化,喜、怒、忧、思、悲、恐、惊,也可内伤脏腑而使人体发生病变。以上两方面是人体病因的主要根源。通过五行的归纳划分,就能更好地辨明病因,从而选择最佳的推拿施术手法。

按五行五脏归纳六淫:

金——燥邪　燥邪易动,升发于肺。燥邪,其性干燥,易伤津液。燥为秋季主气,燥邪致病,常见口鼻干燥,皮肤枯裂,大便秘结,小便短少,干咳无痰。临床可分外燥、内燥两种症状。

木——风邪 风邪易行,走窜于肝。风邪,其性开泄,善行数变。风为春季主气,风邪致病,轻者恶风发热,头痛鼻塞,流涕咳嗽,重者半身不遂,口眼歪斜,乃至不省人事。临床可分外风、内风两种症状。

水——寒邪 寒邪易凝,袭于肾脏。寒邪为阴邪,易伤阳气,具有收引、凝滞的特性。寒为冬季主气。寒邪致病,表证伤寒,恶寒发热,头痛身痛,舌苔白腻;里证中寒,呕吐清水,腹痛肠鸣,肢冷便泻。临床可分外寒、内寒两种症状。

火——火邪、暑邪 两邪易狂,侵犯心血。火邪,其性炎上,消灼津液,暑多夹湿。火邪致病,多有发热脉数,面红目赤,舌红苔黄,大便干燥,口燥咽干,肿痛等。临床分实火、虚火两种症状。暑邪致病,多见高热口渴,汗多尿赤,胸闷恶心,昏迷不醒等。临床分伤暑、中暑、暑湿三种类型。

土——湿邪 邪湿易滞,困阻于脾。湿邪,其性重浊、黏滞,遏伤阳气,阻碍气机。湿邪可致骨节酸痛,头晕胸闷,脚肿等。临床分外湿、内湿两种症状。

表8 五行相生六淫转化表

五行相生	气候变化	六淫转化	脏器相关
金生水	秋入冬	燥转寒	肺与肾
水生木	冬入春	寒转风	肾与肝
木生火	春入夏	风转火	肝与心
火生土	夏入长夏	火暑转湿	心与脾
土生金	长夏入秋	湿转燥	脾与肺

按五行五脏的七情配属:

金——肺 忧悲伤于肺,忧则气滞而血阻,悲则气消而血滞。按五行相生,土生金,七情则思转忧悲。按五行相克,火克金,七情则喜胜忧悲。

　　木——肝　怒伤肝,怒则气上而血狂。按五行相生,水生木,七情则恐惊转怒。按五行相克,金克木,七情则忧悲胜怒。

　　水——肾　恐惊伤肾,恐则气下而血虚,惊则气乱而血逆。按五行相生,金生水,七情则忧悲转恐惊。按五行相克,土克水,七情则思胜恐惊。

　　火——心　喜伤心,喜则气缓而血热。按五行相生,木生火,七情则怒转喜。按五行相克,木克土,七情则恐惊胜喜。

　　土——脾　思伤脾,思则气结而血缓。按五行相生,火生土,七情则喜转思。按五行相克,木克土,七情则怒胜思。

第十七章　民间医术的以乱治顺

　　民间医术的以乱治顺理论,在历代医书中从无记载。它产生于民间,运用于民间,是民间推拿医生常用的一种治病的简单理论。长期以来这种理论未得到科学的论证和系统的整理,致使这种理论归属于医生自己的经验之中,而不愿外传。

　　这种以乱治顺的理论,简要概括为:乱人体气血循行、经络、筋骨分布,来达到理顺和调节人体的功能,从而祛邪扶正。推拿施术的以乱治顺,与用药之以毒攻毒法相似。邪入体内,可以采取以乱疏导,以乱调节,以乱排泄,以乱扶正,以乱施术之法,达到以乱强身的目的。

一、乱中活血

　　血是维持人体生命活动最基本的物质之一。血的分布与循环在人体各部位无处不有,无处不到。血的划分有:

　　1. 孙络之血　分布于皮毛,供皮肤以营养。

　　2. 络脉之血　贯注于肌肉之间,滋养肌肉。

　　3. 经脉之血　通行于经脉之内,在络脉里层,流注络脉。经脉是连通内脏与外表的通道。

　　4. 骨骼之血　生于骨髓之里,作用于附骨之经筋网络。

　　5. 脏器之血　五脏器之血,滋养脏器,强健各脏器自身的功能,推动经脉的血循环。

　　6. 腑中之血　即六腑中血,滋养六腑,强健各腑的自身功能。

中医对血的认识：

1. 心主血　心脏的盛衰与血有着密切的关系,心脏起推动血液循环的作用。

2. 肝藏血　肝脏有调节血液的作用,如肝脏功能失调,血就会妄行或血逆。

3. 脾统血　脾脏有统摄血液的功能。

此外,《内经》说:"目受血而能视,足受血而能步,掌受血而能握,指受血而能摄。"这都说明全身都靠血液滋养。

乱中活血是乱血脉流注的时辰循环。即患者正常的血循环周期被打乱而出现异常现象,如按子午流注规律,早上7~9时本应为胃经气血流注的时辰,却由其他经脉流注之。按自然界规律,夏天热,应少穿衣,患者却畏寒;冬天冷,应多穿衣,患者却身热头汗。这一切与自然界的客观规律相反的现象,说明患者的血循行与正常人的血循行不一样,即患者血循环紊乱,阴阳颠倒。出现"乱"的现象,推拿施术就应掌握这一规律,以乱治乱,乱中活血,是以乱改变血的不正常时辰循环,以达到正常人的血循环规律。一般推拿施术,可采取全身各经脉,按子午流注66穴同时使用。用点、推、拿、掐,用泻中有补之法,以乱来调节全身血液循环规律。

乱中活血是乱各血脉的通道。血脉的通道十分复杂:有网络型,像铺织的渔网一样;有分支型,由一支血脉生发出不同的分支血脉,在生发处有间隔状;有交错型,由大小不同、长短不等的经络交错而成;有纵横型,由纵向、横向串联的各种经脉组成。另外,根据人体各脏腑、各部位关节、各窍形状的不同,其血脉附着在各脏腑、部位关节及该窍的通道也不一样。患者不论是脏腑、部位关节还是窍上的血脉通道阻塞，都会发生病变，出现血瘀、血结、血阻等现象，这些现象使患者感到剧痛、胀痛。乱中活血就是通过推拿施术，以乱疏导其阻塞通道，达到疏通瘀阻，调节各通道的血循环，通阻排瘀镇痛的目的。一般推拿施术，应该根据各脏腑、部位关节及窍上的不同血脉通道瘀阻的情况，用以气导血、以血动血之法，并采取脏腑推拿、气功推拿、窍穴奇术推拿等多种方法，以疏通血脉通道。

乱中活血是乱人体各结构中血的分布。人体是由骨骼、皮毛、肌肉、经络、脏腑等组成，而血的分布与循环，根据各部位结构的不同，按层次可分为表、中、里。表为皮毛，肌肉，中为骨骼、经络，里为脏腑。这三个层次血的结构分布与循环，有各自的规律。乱中活血可调节这表、中、里三个层次血的分布循环关系。如中部骨骼、经络有病变，可乱其表的皮毛、肌肉之血，或乱其里的脏腑之血，以乱活血来调节中部骨骼、经络的病变。一般推拿施术，如脏腑有病，可对皮毛或经络施术，叫乱表通里。如皮毛有病，可对脏腑施术，叫乱里调表。

乱中活血调治临床上常见的四症是：

瘀血——乱中活血。乱瘀血而散之。通过乱其周围血脉，则瘀阻被吸收转化。

血结——乱中活血。乱血结而消之。通过乱其周围血脉，则血结部位被疏散消失。

血阻——乱中活血。乱血阻而通之。在血脉阻塞部的前后、里外疏通血阻。

血逆——乱中活血。乱血逆而顺之。在一定部位施术，以降抑血逆，调阴平阳。

二、乱中顺气

气是人体内流动着的精微物质,由于分布不同,性质不同,分以下几种:

元气——禀受于先天,由先天之精所化生。发源于肾,即肾阴肾阳之气,因其由先天之精化生,故叫做元气。

宗气——聚结上焦,由后天饮食所化生的精微之气和吸入的自然空气相结合的产物,因其是内在之气与外在之气的综合,贯注全身,故叫宗气。

营气——由水谷之精气所化生,运行于脉中,营养全身,叫营气。

卫气——由水谷之精气所化生,由宗气宣发于脉外,是人体阳气的一部分,有保护肌表及抗邪的作用。

中医对人体气的作用有以下五个方面的认识:

1. 气有推动作用　人体中的血液循环、津液输布等,都是依靠气的激发和推动实现的。

2. 气有温煦作用　人体能随自然界的变化在体内相应的维持一定的正常温度和脏腑间的正常关系,主要是通过气的温煦作用进行调节才得以实现的。

3. 气有防御作用　人体外表在防御外邪入侵中,气起作保护肌表,抗邪健肌的作用。

4. 气有固摄作用　在人体脏腑中,气有固摄作用。主要是控制血液、汗液、泪液、唾液、涎液、尿液和精液等,能使其有节制地输送、分泌和排泄。

5. 气有气化作用　人体中的气化作用主要有两个方面:一是指精、气、津、血之间的相互化生、转化作用;二是指脏腑自身的功能活动过程：

民间医术认为气不但有以上5个方面的作用，更重要的是还有以下作用：

气有升发作用。升，就是人体内的气能向上升起，可升于头。正常之气上升，使人感到轻松，身轻如燕；气的下降，使人感到沉重，身重如石。但若气上升太过，就会出现头胀、头痛、眼目昏花、眩晕等现象。若胃气上逆，可出现呕吐、恶心现象，为腑气上升太过。推拿施术，就是充分掌握内在之气的上升规律，通过一定配穴施术，达到调节气机升降平衡的作用。用以乱治顺之法，气上升，便采取足上取穴施术，引气下行；如气下降，可开穴引气上行。

乱中顺气是乱气的升降规律，达到调气行气，降逆养气的目的。由于人体内气机功能受六淫外邪、七情内伤的影响，气机升降也随时发生变化，而出现气机升降失调或升降太过不及的反常现象。推拿施术，在气机升降失调时，应以腹部推拿为主，乱其腹部气机，调脏通腑，调整气机升降，这种由里动外，由中间治两端的方法，叫乱内顺外。在升降太过时，应上下头足点按推掐穴位，引气归原，采用调经动穴之法，平逆气机升降太过现象。由两端向中部施术，以表治里，这种方法，叫乱表顺里。

乱中顺气是乱其气的经脉循行，来顺气、导气，达到行气导滞的目的。在人体中，气的循行是以经脉为通道的。气贯穿人体各部位，循行于脏腑、经脉之间。当经脉受阻，就会出现气滞、岔气现象，患者可感到胀痛，甚而疼痛，并有游走感。在临床推拿中，对经脉气滞、岔气，可采取下列乱中顺气之法，以疏导气机：

1.点按穴位　通过对穴位的刺激，让经脉的传导感导通气滞部位。

2.沿经推行　经脉上受阻,可沿经进行推揉,以疏通经脉。

3.以气动气　术者点按一定穴位时,嘱患者咳嗽,以动其自身内气来导引气滞,使岔气消散,缓痛降逆。

三、乱中正骨

骨是人体的支架,人体共有206块骨。因所在部位的不同,骨的形状、大、小、长、短、厚、薄各不一样。骨的生长、作用、功能与人体的活动、脏腑等有着密切联系。

在传统上,中医认为肾主骨。肾精的充盈、衰弱与骨的生长有密切关系。肾精充足,则骨髓和脊髓生化有源,骨骼坚固有力;肾精衰弱,则骨髓和脊髓生化空虚,骨骼软弱无力或发育不全。肾精虚弱,阳气消损,则外邪易犯骨髓和脊髓,以致骨骼变形,疼痛难忍等。

民间医术认为:人的骨骼发育与人的生长、年龄有密切关系。小孩阳气充足,处于成长期,骨骼各部位未定型,肌肉丰满,骨质较软,不易碎裂。一般来说,人体骨骼成型在20～30岁之间,即青、壮年期。骨骼强健有力,外邪不易窜肌透骨。而老年人,由于阳气衰竭,处于晚年,骨骼早已定型,骨质坚硬,肌肉松弛,易破碎断裂。

此外,人体中经筋、肌肉依附于骨骼,使各骨骼关节得以活动。经筋、肌肉与骨骼之间是相互影响、相互联系的。民间医术认为:整骨可调肌顺筋,健骨可生升气力。反之弹筋健肌可以扶阳利骨,防御外邪入侵,即所谓肌健骨强,筋顺骨壮的道理。

乱中正骨是乱其骨关节。骨关节的形成,是人体活动的主要因素。各骨关节的活动有其自身的范围。在剧烈活动致使骨关节脱位或损伤时,就需要通过推拿手法来乱中正骨。乱骨,这种乱,首先是将脱位骨关节牵引拉开,乱骨的连接,然后,可乱上下其他骨关节部位,使骨关节松动为止。乱中正骨是通过脱位骨的校正和正常骨关节的松动,使整个与脱位骨相关的骨关节得到重新调整,从而改变骨气血的循行,达到排瘀行气,活血镇痛的目的。

乱中正骨是乱其破碎骨片。因受外界猛烈撞击,骨骼发生粉碎性骨折,骨碎片支离横行,不能复位。乱中正骨就是通过推拿施术,重新松动骨碎片,乱其不复位的组合,使之重新调节整治。临床推拿手法,多用捏按两法。捏法,即握捏骨碎部位,以松动乱骨,捏归其正骨位。按法,即按压骨的突出和游离碎片,使之归位。再采用顶按压向内用力挤靠,使骨碎部分重新复形。

乱中正骨是乱其骨动其骨髓。根据中医的传统观点,肾主骨,生髓。人体骨髓在骨之内,髓为骨之精华。乱骨,是松解骨关节,以动骨髓,通调肾气,健骨扶阳。在临床推拿施术中,可以采用震骨叩击、棒击骨骼,使振荡之力深透骨髓,以达到乱骨震骨,动髓扶阳的目的。

乱中正骨是乱其骨,调其经筋、肌肉。因人体经筋、肌肉是附着在骨骼之上的,采用乱中正骨之法,就是乱其经筋、肌肉的根基,使之消瘀散结,达到调理经筋,活动肌肉的目的。临床推拿施术,可采用牵引、抖摇骨骼关节之法,使骨松筋松,骨动肌动,骨健经健,从而使骨与经筋、肌肉之间的相互作用更为协调,进而增强健身防邪的功能。

四、乱中理经

经,即十二正经。十二经的循行路线是:手三阴从脏走手,手三阳从手走头,足三阳从头走足,足三阴从足走脏。每条经的循行规律为:由阴入阳,由阳转阴,走表达里,从里出表,自上而下,自下行上。其他任、督二脉,循行身躯部正中线、前阴后阳。

民间推拿医生认为:经络是有形的内在传导感应,无形的气质循行。而这种气质的存在,人们统称为经气。经络(经气)在现代解剖学中是见不到的一种气质,因而想通过解剖在经络上找到实质性的东西,除了经气,就将一无所获。

如以神经而论,仿佛经络与神经有内在的联系,但从经气真正的循行分布或与脏腑的表里关系看,又大不相同。

如以肌肉而论,在体表上经络与肌肉密切相连,但人体中经络(经气)的分布与作用同肌肉结构又大不相同。

人体内经气的分布和循行,无论在脏腑、骨骼、血脉、络脉上都是一种客观存在的气质。所以,民间推拿医生对经络的实质性看法是:经络的存在是人体中的一种经气在起主导作用,只不过这种经气的主要循行路线先是十四经脉,然后才是各种经脉。络脉,即经气,它无孔不入,遍及全身。如人体发热,经气传导敏感、迅速。如人体寒湿,经气传导阻塞不通,无循经传导反应。所以说,通,则经气通之;痛,则经气血瘀阻滞。所谓"通则不痛,痛则不通"即此理。通其经络,就是通其经气之意。

乱中理经是乱其经的分布关系。十二经脉的分布与各脏腑有着相应的联系,经脉的分布循行如同脏腑一样是固定的。乱经,就是掌握乱其经的分布规律之意。如:手三阴有病,可乱其手三阳或足三阳,即阴经有病,可调节阳经,乱阳经;足三阴有病,则可乱手三阴。即下病上调,乱上的阴经。乱中理经需辨证施术。乱其经,也就是动其经;动其经,也就是调其经。用上下、左右、阴阳的关系来乱其经的分布,以调节十二经脉。

乱中理经是乱其经气的升发。经脉中经气的升发,按正常人来讲,根据时辰变化经气升发有一定规律,但因内生七情之故,经气升发也有一定变化。特别是六淫所犯,使经气的升发直接受到影响。七情:忧悲伤肺,经气易阻滞;愤怒伤肝,经气易妄行;惊恐伤肾,经气易下乱窜;喜伤心,经气易升浮;思伤脾,经气易缓行。六淫:凡火邪盛者,经气易动,易传播;风邪盛者,经气易游动,窜上行下;寒邪盛者,经气易停滞,缓慢而行;暑邪盛者,经气易狂逆,易破表入里;湿邪盛者,经气不升,感传差,经气留滞血中;燥邪盛者,经气敏感,一触即动,感传迅速。根据以上经气与七情、六淫的特殊规律,临床推拿中要充分掌握住乱中理经这一方法。经气不升时,可乱经调经,使之补充升发向上。经气升之太过,可乱经气,以控制升发,平抑经气。乱经气,可发可降,也可升可收。

乱中理经是乱其经的表里脏腑关系。经脉与脏腑互为表里,脏与腑互为表里,经脉与经脉阴阳也互为表里。从这三种表里关系中,又可分出表外有表、里中有里的关系。在脏腑、经络有疾病时,可乱中理经,以乱这三种表里关系,来调整体内,达到治病的目的。患者的病,可从表转里,也可从里透表。无论何种情况,采取乱其经、动其表里关系,重新疏导表里,使人体的经脉气机的表里关系,达到相互依赖、相互平衡、相互制约。

五、乱中宣络

络脉分布于人体肌表,纵横交错。在表网络于经筋、肌肉、皮肤,在里网络于骨骼、脏腑,可直传经脉,外透皮部。根据历代医家对络脉的划分,可分十五络脉:手太阴络,穴位列缺;手厥阴络,穴位内关;手少阴络,穴位通里;手阳明络,穴位偏历;手少阳络,穴位外关;手太阳络,穴位支正;足阳明络,穴位丰隆;足少阳络,穴位光明;足太阳络,穴位飞扬;足太阴络,穴位公孙;足厥阴络,穴位蠡沟;足少阴络,穴位大钟;任脉络,穴位鸠尾;督脉络,穴位长强;脾之大络,穴位大包。十五络脉之外,还有细小的分支称孙络。浮现在皮肤表层,能用肉眼观察到的,称为浮络。在浮络中能见到的,相当于细小血管的,称作血络。络脉的分支从较大的络脉分出后,其脉管、脉气逐渐变小变弱,由线状延展扩大到面状弥散,同躯体各部组织发生紧密联系。另外,络脉在内脏的分布也是这样,由经脉统络脉,络脉生发孙络、浮络、血络,连系脏器。

乱中宣络,是宣其络脉外表之寒。因寒邪从外来犯,通过肌肤,首犯络脉,患者可感到畏寒怕冷,络脉紧缩。寒邪之入,实为寒气所犯。寒为阴邪,有收引、损阴潜里的危害。如透络传经,直达脏腑,就可内生疾病。乱中宣络就是通过乱,以活动络脉,从而祛寒解表。推拿手法,可以用点穴乱经来宣络祛寒,也可以整骨通络来宣络祛寒,或者直接采取乱络调经祛寒。

乱中宣络,是宣其络脉泻除表面热邪。因热邪从外来犯,通过肌肤直入络脉,或因内热盛,由经脉之道,外传络脉。患者可感到肌肤络脉热烫发烧。热邪易狂易窜。热邪为阳邪,可损阴伤津,耗失水液,严重者可产生危症。乱中宣络就是通过乱,以活血泻热,发汗解表。宣,就是宣通络脉腠理,疏通络脉之道,使热邪外出。推拿手法,可采用调经重掐手法泻热,或调脏通腑,疏通二便,清热解毒,或扶阴平阳,乱络开通腠理,发汗泻热。

乱中宣络,是宣其肌表之风邪。因风邪多从外来犯,透肌钻络,直入经脉、筋骨。络脉上生风,肌肤抽动麻木,游走不定,有风形飘浮之感。风邪在内,多为热极生风,此风邪窜经易动,上升于头,则患者眩晕。乱中宣络,就是宣络祛风。通过乱络脉分布之网,开通经脉、络脉之道,祛除风邪。在推拿施术中可以采用点按穴位,祛风活络,或者推经行气,散风走表等手法。

乱中宣络,是宣络活血化瘀。因跌打损伤产生瘀结,或血液瘀滞,使络脉阻塞,肌肤可见青紫斑块,红肿硬结,疼痛难忍。瘀结是由络脉撕裂,气血流注堵塞形成,"痛则不通",说明络脉不通。乱中宣络,就是以乱活血,宣络散瘀。临床推拿施术,可采取乱其经脉气血循行来调经散瘀,也可乱其络脉,宣络活络,疏通络脉瘀结。

六、乱中弹筋

人体全身经筋按十二经分为:手足三阴、手足三阳,即十二经筋,其分布循行大体与十二经相似。经筋各起于四肢末端,结聚于关节和骨骼部,有的进入胸腹腔,但不像经脉那样属络脏腑,有表里关系和直接传导关系。经筋以它独特的结聚散络分布方式,构成经络系统中的筋肉体系。经筋有联系百骸、维系周身的功能。经筋有刚柔之分:刚筋多分布于四肢、项、背、骨骼附近,坚强而有力;柔筋多分布在胸腹、头面,柔而纤细,有相互维系的作用。

手足三阳之筋行于外,刚者较多;手足三阴之筋行于内,柔者较多。十二经筋是受十二经的濡润滋养,十二经筋支配肌肉、肌腱、筋膜等的活动,组成经络系统中着重循行浅表的连属部分。

乱中弹筋,即弹筋归槽。临床中经筋受损,多因经筋不归槽。因为每一条经筋,不论大筋、小筋、膜筋都有各自的部位或经槽。一般经筋在配合人体各关节活动时,是按一定的经槽运动的。如经筋受外力冲击损伤，就会跳离经槽，这时，人体的正常活动就会受到障碍，经筋就会剧烈疼痛。临床推拿施术，就应采用乱中弹筋之法，以治疗经筋之病。因经筋分布有纵、横、交叉等型。乱，就是以乱来疏展经筋。弹，就是弹拨经筋归槽。

　　乱中弹筋，即以乱顺筋。临床中经筋因用力过度而乏力，或经筋长期向一个方向反复动作，致使一部分经筋受到损伤。临床推拿施术中，多用乱中顺筋之法，以舒筋养筋。用揉推之法，以缓解劳损，消除经筋的不适之感。

第十八章 民间医术的弹筋散寒

民间推拿医生对六淫中的寒邪十分重视,因为寒邪除了是导致人患病的一个重要原因外,它与经筋的关系还特别密切。加之寒邪为阴邪,寒邪入里,可造成严重危害。在日常生活中,寒邪往往乘虚而入,人们最易感受。从时辰看,寒邪夜间易行。从温度上看,寒邪是低温而生。从人体部位受寒邪看,肌肤受寒,经筋聚寒,脏腑畏寒。从人体虚实看,寒邪是乘虚而入。从寒邪与其他邪相配看,寒热相夹,寒湿相依,寒火相争,风寒相行,燥寒相搏。下面分别从8个方面介绍民间医术的弹筋散寒。

一、寒凝部位

寒邪常侵入头额部、颈后部、肩背部、脘腹部、小腿部、足心部,出现相应症状。

头额部 表现为头昏头痛,但遇热痛减。

颈后部 表现为颈僵,疼痛难忍,屈伸困难,活动受限。

肩背部 表现为背心发凉,身冷,全身不适,困倦。

脘腹部 表现为呕吐,脘腹疼痛,腹泻,遇热痛减。

小腿部 表现为小腿部抽筋,疼痛不止,萎缩,屈伸困难。

足心部 表现为足掌冰冷不暖,肾虚阳弱,气短血缓。

二、寒热相争

人体中的寒热相争是经常发生的,而且这种相争在体内是剧烈的、变化无常的。无论是哪一方偏盛或偏衰,对人体都是有害的,只有在达到相互抑制,产生一种平衡,并且这种平衡随着自然界的变化调节时,才能使人体的正常功能得到强健。民间推拿医生认为,寒热相争在人体有以下3个方面的表现:

1.寒热在皮毛上相争　无论是风寒、风热,首先犯于皮毛,由皮毛通经络,直入脏腑。而内热内寒也是由脏腑通过经络,走窜于皮毛。里外两者之邪,都可反映于皮毛。如喜按为寒,拒按为热。肤冷肌缩为寒,肤热肌展为热。寒热在皮毛上相争有:时热时寒,如先热后寒,为热极生寒,如先寒后热,为寒极生热;寒热相搏,即下寒上热,足冷头热或下热上寒,足热身寒;寒中夹热,热中夹寒等。

2.寒热在脏腑上相争　人体五脏,根据其特点,受邪症状各异。肝、心两脏易受热邪所犯,出现热逆症状。肝阳上亢,虚火上行头目,则眼花目眩;心火狂妄,则心烦意乱,神志癫狂。而肺、肾两脏易受寒邪所犯,出现寒证现象,肺虚寒,则咳嗽,气喘多痰;肾虚寒,则腰胀,足转筋,阳气虚损,命门之火衰竭;脾脏为寒热两邪兼犯时,表现为湿困。其实是寒热两邪相争转化为湿而引起的。

3.寒热在脏腑表里间转化　如:肺与大肠相表里,肺热咳嗽,可由里转为表,出现便秘。这种转化,叫做直接转化。肺脏有热,气喘,腹泻,是内热生寒的变化,这种转化叫做对立转化。肺脏有热,而身冷,苔白,为假寒真热,这种转化叫做假性转化。其余诸脏,以此类推。

三、筋抽寒动

寒邪入侵经筋,常见手足转筋,抽动筋缩,疼痛不止。这是因为寒邪入经筋后,寒邪游动,窜筋入里的缘故。所以,民间推拿医生认为,凡遇经筋抽动,都与寒邪窜里入筋有密切关系。另外,寒邪入里往往与风邪相伴,故筋抽强烈,内脏寒动,腹部疼痛,身倦萎缩。在人体中,阳筋抽动,则强硬,疼痛钻心。阴筋抽动,则柔软,隐隐胀痛。

从昼夜上辨经筋的抽动:

经筋在夜间抽动,如一梦醒来转筋疼痛,为阴虚经筋受寒。

经筋在白天抽动,如强烈运动后转筋疼痛,为阳虚经筋受寒。

从一年四季中辨经筋的抽动:

经筋在春天抽动,多因风寒相夹而起。

经筋在夏天抽动,多因寒热相争而起。

经筋在秋天抽动,多因寒湿阻滞而起。

经筋在冬天抽动,多因寒凝聚结而起。

从昼夜辨寒邪的游动:

寒邪在白天易退,因自然界阳光充足,人体内阳气渐升,故寒邪遇热而退。

寒邪在夜晚易出入,因自然界黑暗低温,人体内气血收藏,阳气渐消,而阴气渐升,故寒邪遇冷而生。

从一年四季辨寒邪游动:

春季寒邪夹风而行,游走于头额,即寒邪上升于头,见眩晕,头风痛。

夏季寒邪在体表经络与暑热相争,寒邪走窜经络,伤于营卫,即寒热相争,见痧证。

秋季寒邪与燥邪相伴,多袭于肺脏,寒邪在肺脏留滞,即寒燥相伴,见咳嗽。

冬季寒邪之盛,常钻筋入骨,侵入脏腑,凝聚经络,即寒凝瘀结,如伤寒证、痹证。

四、外寒内寒

1. 外寒　多因外感风寒,由寒邪透肌窜经,入骨犯脏,常见恶寒发热,无汗或肠鸣,腹痛,呕吐,泄泻。临床中推拿施术,可采取以穴发汗散寒之法。一般常用穴位为:列缺、合谷、太阳、风池、肩井、足三里。

2. 内寒　为脏虚寒证。包括心阳虚、肺阳虚、脾阳虚、肾阳虚等。而民间医术对内寒的看法有所不同,认为内寒是人体有存寒。这种存寒的产生有多种多样,如孕妇受寒,可传于子,即小孩在胎中受寒;而小孩出生,未避风寒,可留存于身;妇女产后遇寒,民间多称月后寒;体虚房事后受寒,寒邪直入腰肾。民间医术对内寒的大体看法是:凡寒邪入里,而未立即出现病症者,是受存寒所为。其存寒在一定时期所反应的症状,多为慢性病。因为这种存寒长期留滞体内,有损阳助邪,减弱各脏腑功能的作用,所以临床推拿施术,运用各种推拿方法,辨证施治,巧妙地掌握利用患者身体内的循行周期变化,抓住时机散寒祛邪。如有的民间医生治月后寒,要在妇女行经期或妊娠期,就是充分利用妇女子宫、丹田开放时,祛寒外出。

五、寒湿寒凝

1. 寒湿　即寒中夹湿,寒邪与湿邪同时入里犯脏,寒化为湿。寒邪入里转化为湿邪,留滞经脉骨骼。湿邪生寒,内湿窜经行络,使阳气衰竭,寒气易生,由湿转寒。

寒湿两邪均为阴邪,易伤阳气,寒湿相夹则凝滞重浊,见疼痛身软。

2. 寒凝　即寒邪凝结所致。寒邪凝结的部位,有硬结块,局部胀痛,关节部位活动受限。因寒邪凝结不散,阻滞经脉,气血循环受限,可影响脏腑功能。寒凝时,脏腑有强烈疼痛感。

寒凝初期,会出现寒凝部位胀痛;寒凝中期,因寒极生热,寒凝部位会红肿发热;寒凝后期,由于寒邪流窜入里,肢冷阳衰,气息衰减,生命垂危。

六、筋寒肌缩

从人体内脏与自然界的变化来分析,冬天,人体内应多生发阳气,而外界寒冷刺骨,为自然界变化之阴气。所以冬天一般是内阳要强,才能抵抗外阴寒气的侵袭。在冬天推拿施术就不宜泻阳气,应多采用扶阴助阳之法。

人一旦遇寒,首先反映在皮毛,然后窜经留滞肌肉,此时如肌肉阳气虚衰,内热低下,肌肉在抗寒之争中,就会出现阴阳相拼的现象,即肌缩而内生寒战。当寒邪突破这一护体的重要防线后,就会乘虚而入,以致寒邪窜里出现严重症状,此时,肌肉收缩反过来又关闭腠理。临床中多采用发汗以开启腠理散寒,所以,在寒邪袭入,肌缩寒战时应引起重视。一般可采用与外用药物结合进行推拿,以升阳祛寒,发汗解表。

七、以筋散寒

我们知道人体的经筋与十二经一样,网络分布于全身,在人体表起着防御外邪和维持人体正常活动的作用。当寒邪入里,腠理闭塞之时,采取弹筋、拨筋之法,通过快速的经筋感传,活跃肌肉气血,助生阳气,开通皮毛腠理,解表祛寒。另一方面寒邪入里,凝聚为结,此时采用弹筋拨筋之法,可以散寒消结。当经筋本身遇寒,出现经筋转筋抽动症状时,可以推行十二经,活血行气,用松解肌肉,顺理经筋之法,来祛寒健筋。这种经筋与肌肉、十二经的相互运用和寒邪转化规律,在临床中是经常遇到的。推拿施术应掌握寒邪转化规律,利用这种转化关系,采取寒邪入里时以筋散寒,寒邪入筋时以经养筋的方法。

八、以筋养血

民间流行以筋养血之法,这与气血循行有一定关系,所以此法也有一定道理,在临床运用中效果也十分显著。我们知道气血行于经脉之中,气血的循环有自身的规律,而气血的盛衰与脏腑直接相关。如肝藏血,脾统血,肺主皮毛,心主血,肾主精(精血转化),那么,经筋又何以养血呢?

经筋养血是助血而行。气血流注于四肢经脉,当人体有病时,气血流注缓慢或紊乱,改变了正常的循行规律。以筋养血,就是扶助气血流注,改变人体气血的病态规律。通过推拿弹拨经筋,靠经筋迅速猛烈的传导感来推动气血流注。临床中凡给患者施行弹拨经筋之法时,气血流注加快,所通经筋肌肉轻松自如,气血畅通,脉搏跳动加快,所以以筋养血是助血而行。反过来气血的流注正常,又生养了气血本身,起到了调血养血生血的作用。

第十九章　民间医术的开窍通脏

人体之窍为先天所生，后天所养。窍是人体连通自然界的通道，窍是内脏与自然界相连的窗口。窍各有其自身的功能：眼观、耳听、鼻嗅、口嗜，二便主排泄。头面上的窍，能辨识外界事物；下身的窍，能排泄体内秽浊残毒之物，前阴并有生殖作用。

一、窍为先天所生

人体共有九窍：眼二、耳二、鼻、口、舌、前阴、肛门。各窍均为先天所生。现代医学认为，人的各窍与父母遗传有密切关系。母亲在妊娠期的身体素质、疾病状况、饮食起居、情绪变化等均对小儿先天生长的各窍有直接影响。母亲在妊娠期的体质优良与否，直接影响到小儿先天的生长发育；母亲在妊娠期疾病的变化，直接影响到小儿先天生长时是否受外邪内疾的危害；母亲在妊娠期的饮食起居习惯，直接影响到小儿先天生长时受纳营养物质的情况；母亲在妊娠期情绪的变化，直接影响到小儿的生长。所以，小儿先天各窍的变化均与母亲在妊娠期的各种变化有直接关系。民间医生往往根据对小孩各窍生长变化的观察，推断母亲在妊娠期的各种情况。故在母亲妊娠期，应尽量使其心情愉快，饮食起居有规律，防疾养身。在食物、药物上要慎用对胎儿有刺激之物，以免小儿各窍遭受先天性的疾病。从以上小儿先天与母亲妊娠期的关系，可以看到人体各窍的形成，与先天在母体所接受的物质、内在的感应均有一定关系。从象形看，小儿生来像父母,往往在小儿各窍上能找到与父母相似的地方。从性格看,小儿内在的气质与其父母也有相似之处。所以对人体各窍为先天所生之理既可认识,也可掌握运用。小儿先天与母亲妊娠期的关系,按现代医学分析也还是有一定科学道理的。另外,男女之间在性行为期,男女双方的身体素质对胎儿最初的阴阳质组合也有影响。如男子若疾病缠身而同房,阳气虚损,如此时恰好使女子怀孕,所生小儿易先天肾气虚损,所以男女房室之事也是影响小儿各窍生长的一个关键。

二、窍为后天所养

窍生于先天,养于后天,即各窍的生长发育有赖于后天气血津液的滋养。另外,五脏六腑之气的升发、沉降也十分重要。气血不注于眼,则目不明;津液不生于口,则舌不能动,音不能发;气不通鼻,则鼻不能嗅;肾精气不养于耳,则两耳失聪;腑气不沉降,则大便不通;水液不疏导,则小便失控。所以,各窍的后天所养十分重要。如先天所生,各窍健全,而后天失养,可导致各窍毁废。反过来,先天不足的各窍,经后天滋养,可予以补救。各窍的滋养除了从内部调节脏腑各功能外,也可以在各窍上施以推拿之术,以调窍养窍、动窍健窍之法来提高各窍的生理功能。

三、窍为内病所表

人体脏腑有病,可以从各窍中辨证,凡各脏腑开窍处,是该开窍脏腑的一个窗口,通过这个窗口,术者可洞察到患者内脏的变化。

肝开窍于目,目上的变化与肝脏有直接关系。肝阴不足,则两目干涩;肝血不足,则目视不明;肝经风热,则目赤肿痛;肝火上炎,则目睛红丝;肝阳上亢,则两目昏花;肝风内动,则两目斜视。

心开窍于舌,舌上的变化与心脏有直接关系。心血不足,则舌质淡白;心火上炎,则舌红糜烂;心血瘀滞,则舌紫暗瘀斑。

脾开窍于口,其华在唇,口唇的变化与脾脏有直接关系。脾气健旺,则口唇红润,食欲旺盛;脾失健运,则口唇萎黄色淡,不思饮食;脾胃气逆,则呕吐气涌;脾胃虚火,则口臭气逆。

肺开窍于鼻,鼻的变化与肺脏有直接关系。外邪袭肺,则鼻塞流涕;肺热壅盛,则鼻孔干燥;肺气不宣,则鼻嗅不灵。

肾开窍于耳及二阴,耳与二阴的变化同肾脏有直接关系。肾精不足,则耳鸣耳聋;肾阳不足,则阳痿尿频;肾阳虚衰,则便秘腹泻。

四、窍为病邪所入

窍是内脏的窗口,但也是病邪乘虚而入的通道。根据各窍的特点,病邪所入的传导方式也各不一样。

病邪常入于口,各种不洁之物入口内,则生疾病。

风邪动于目,则两眼昏花,落泪伤肝。

寒邪袭于鼻,则直通肺脏。

噪声传入耳,则震脑动髓,牵连于肾脏。

眼观世间之物动于情,则怒火引肝。

耳听世间之事思于脑,则心肾难交。

鼻闻世间之气通于肺,则气虚犯逆。

口尝世间之食品于口,则伤脾损胃。

五、窍能醒神通脏

窍能醒神通脏,主要是通过脏器所属的各窍发挥作用。如鼻窍前为人中穴,可救逆回阳。口窍上下分别为承浆穴、兑端穴,可通调阴阳。眼窍四周有印堂穴、太阳穴、承泣穴等,可醒神宁志。耳窍前有听宫穴、耳门穴,施行震脑鸣耳之法,可健脑救逆。前阴窍有会阴穴、曲骨穴、男子生殖器等,可回阳醒神。后阴窍有长强穴,可救逆挽脱。

临床中采用以眼窍通于肝,以鼻窍通于肺,以口窍通于脾,以耳窍、前后阴窍通于肾之法,辨证施术,根据各窍与内脏的相属关系而通各脏。

六、窍能震动传里

通过对各窍的推拿施术,以震动之法可传里,达到治疗的疾病目的,主要施术于眼窍、耳窍、鼻窍、前后阴窍。震动之法如下所述。

1. 眼窍　患者可闭目施术,将力度深透于眼内,使患者眼神明亮光彩,神色生辉。通过震动之法,以调节眼目浑浊之气质,升发清澈光亮的气质,使眼明亮有神。

2. 耳窍　可叠耳指叩脑后,有醒脑安神的作用。通过震叩之法,可祛风散寒,扶阳悦耳,动脑通髓,活络通经。

3. 鼻窍　可对指捏鼻弹叩,震动鼻梁,有通窍顺气的作用。通过震叩之法,可以疏通鼻塞痰湿之气,流通自然清新之气,祛寒利湿,通肺行气。

4. 前后阴窍　可叠掌震击或弹叩震击,有调理阴阳的作用。通过震叩之法,可壮阳补肾,活血利便,扶助救逆等。

5.口窍 可叠掌震击,有动齿生津的作用。通过震叩之法,可健齿利牙,悦口生津,利咽泻火等。

第二十章　民间医术的以动传里

　　民间推拿施术中的动,是与静相对而言的,它不但有活动之意,还可按阴阳归属关系,归为阳的属性。从推拿施术对象看,有主动与被动之分。通过术者手法的动,来调节引导患者体内被动的功能,使人体各脏腑的功能、气血津液的输布循环等,都通过动的振奋引导,达到增强动的素质,即生命最基本的阳性精微物质。

　　一、动中有静

　　动与静是对立统一的。从事物的客观规律看,动中有静,而静中也有动,这是认识一切事物的辩证方法。民间推拿施术中的动、静观点,与事物辩证方法也有相似之处。

　　推拿手法的动,有推、拿、揉、摩等手法,以活血舒筋为目的。以动活血,以动行气,以动散寒,以动泻热。

　　推拿手法的静,有点、按、掐、捏等手法,以镇痛消肿为目的。以静克阳,以静镇痛,以静泻实,以静通经。

　　动中求静。当推拿以动为主施术后,在动中调理静。如患者瘀血阻滞,首先以活血化瘀手法施术,然后采取点按静止的手法,来调缓活血太过的现象,以静镇痛,通经散瘀。

　　静中生动。当推拿以静为主施术后,在静止的施术中可产生动的作用。如患者扭伤,关节红肿,首先以镇痛手法施术,采用点按之法,禁止活血之法。以静通经,消肿解热,使患者机体内自行生动,来疏导气血瘀阻,而不是靠术者外在的动来产生动力活血。

二、动心震神

心主血脉,心主神志。中医认为心、神相关。民间习惯称十指连心,是以心主血脉,血通十指之故。凡遇一处小伤,就痛得钻心,是因疼痛的刺激对心脏有一定影响。痛则不通,即血脉有不通之意。另外,钻心而痛,则经气传心而入,同时也动心震神。

人得神而气血健旺,思虑敏捷。有神则面色红润,身轻有力,所以,心与神既相关也相连。如人神志消沉,则寡言少语,面色灰暗,气血逆乱,疲乏困倦。人神志不清,则胡言乱语,血逆失控,心烦不安。根据以上规律,临床推拿施术,采取以动震神之法,动就是通过深掐十指,以指末端导经气而行动心脏,而震神醒神。动就是通过对某种穴位的点按,使钻心而痛之感传于心脏,而起到震神健神,救逆回阳的作用。

三、动气活血

气与血是相互依存的。以气行血,以血养气。气为阳,是动力,血为阴,是物质基础。血在经脉中之所以能不停地运行全身,是依赖气作为它的动力,即气行则血行,气滞则血瘀。所以,中医认为气为血之帅。气是依赖营血产生,即血为气之母。气血流注于各脏腑,而各脏腑功能之正常活动又化生和推动气血的循行。人有病,气病可以影响血病,反过来血病也可以影响气病。气与血是不可分割的两个方面。临床推拿施术中,就是充分掌握气与血这一相互联系的客观规律,采取动气活血之法,来诊治常见的血结、血阻、血滞、血瘀等证。动气就是通过推拿手法的推抱经气，来以气推血。或嘱患者用内、外力相夹来以气导血。此种方法，可将气衰血弱转化为气盛血旺。对各种扭挫之伤，用动气活血之法更显奇效。

四、动骨扶阳

在正常人体中，阴阳是协调的。人一旦患病，出现阳弱或阳不足，则各脏腑功能衰弱，如出现少气懒言，怕冷疲倦，身困无力等现象，多为阳不足之故。中医认为：肾为先天之本。肾主骨，主髓。动骨扶阳，也就是动其骨，动其髓，调引连肾，使骨髓健旺则肾阳充足。临床推拿施术，可以从两个方面来动骨扶阳：一是动骨关节来扶阳，用正骨手法动骨关节，使阳气渐生于肌肉、经筋；二是动骨震髓来扶阳，用震叩之法施术于骨骼，震动骨髓，使阳气渐生于经络、体表。

五、动内互调

动内就是动脏动腑。因脏与腑是互为表里的关系，如心与小肠、肺与大肠、脾与胃、肝与胆、肾与膀胱。临床推拿施术中，就要充分掌握脏与腑的表里关系，使脏与腑相互调理，达到补虚泻实，平抑阴阳，协调脏腑功能的目的。

1. 心与小肠　如心火重，小肠生热，尿赤便黄，采取点按心经泻热。对心烦意乱，可施术于心胸部位以宽胸平逆，此为动脏调腑。如心热狂躁，口舌糜烂，可施术于小肠经以降逆，使小肠虚火不上扰于心脏，这叫动腑养脏。

2. 肺与大肠　如大便秘结，宗气不下，采取补肺行气之法，使肺脏气机肃降功能正常，行气以通便，推拿施术于胸腹，此为动脏调腑。如肺热咳嗽、哮喘，可施术于大肠，在腹部进行推拿，以泻通肠热,降逆肺实积聚,这叫动腑养脏。

3.脾与胃　如胃胀胃痛,胃受纳失调,采取开导脾的气机使之升发输布,来调理胃的受纳。临床推拿施术,与开胃健脾之法同时运用,此为动脏调腑。如脾虚多汗,流失津液,可施术于胃脘部,以调胃、和胃之法来充实、协助脾脏的升发转输,这叫动腑养脏。

4.肝与胆　如患者胆小如鼠,心悸恐慌,疑神疑鬼,可采取疏泄肝脏之法。临床施术可推行于两胁,解郁顺气,调肝壮胆,此为动脏调腑。如肝火上亢,肝气郁结,可施术于胆经,以胆汁的正常排泄,来消导肝气郁结,平降上逆之火,这叫动腑养脏。

5.肾与膀胱　如膀胱约束尿液的作用失控,小便失禁、遗尿,可采取温补肾气之法。临床推拿施术于腰部,以补肾壮阳来调理膀胱气化津液功能的失控,此为动脏调腑。如肾虚阳痿或肾虚腰痛,采取宣通或固摄膀胱之法,约束肾之真阳走失,这叫动腑养脏。

六、动脏调脏

不同脏不但在生理功能上相互有联系,还在经络、气血、津液等方面有联系,所以,临床推拿施术可以用动脏调脏之法来诊治内科常见疾病和疑难杂症。

1.动心调肺　因心主血,肺主气。心与肺的关系为血与气的关系,是相互依存的,所以,临床推拿施术,采取以活血行气之法,调理肺脏疾病。

2.动心调脾　因心主血,脾统血。心与脾的关系为血的化生关系,是相互依靠的,所以,临床推拿施术,采取行血健脾,滋养脾气之法,调理脾脏的转输功能。

3. 动心调肝　因心主血,肝藏血。心与肝的关系为主血与藏血的关系,是相互作用的。所以,临床推拿施术,采取降逆气血之法,来调理肝脏,以达到疏肝理气的目的。

4. 动心调肾　心属阳属火,肾属阴属水,心与肾的关系为阳与阴、火与水的关系,是相互对立而又统一的。所以,临床推拿施术,采取以泻心火而滋养肾阳之法,或以心火下降温煦肾阳,使心肾相交。

5. 动脾调肺　因脾主运化水湿,肺主宣发肃降。脾与肺的关系为水湿宣发关系,是相互转化的。所以,临床推拿施术应掌握脾为生痰之源,肺为贮痰之器的原则,采取通利脾之水湿,而滋润升发肺脏,调理肺脏燥火之邪。

6. 动肝调肺　因肝主疏泄,肺主气。肝与肺的关系为阻滞与疏通的关系,是相互连通的。所以,临床推拿施术中采取疏肝理气之法,来宣通肺气,调理肺脏气机。

7. 动肾调肺　肾主纳气,肺主呼气。肾与肺的关系是气的升与降的关系,是相互配合的。所以,临床推拿施术,采取补肾气之法,使纳气正常,来调理肺脏呼吸规律。

8. 动肝调脾　因肝藏血,主疏泄;脾统血,主运化。肝与脾的关系是血运化与固摄的关系,是相互影响的。所以,临床推拿施术,采取舒肝固血,疏导肝气来调理脾脏统血和运化水湿的功能。

9. 动脾调肾　因脾为后天之本,肾为先天之本。脾与肾的关系为后天与先天的关系,是相互依靠的。所以,临床推拿施术,采取健全脾的运化水谷精微功能,使精微转输于肾脏,补充先天肾阳不足。

10. 动肝调肾　肝藏血,肾藏精,即精血转化。肝与肾的关系为肝肾同源,是相互转化滋养的。所以,临床推拿施术,采取补肝血,降逆肝气,来调理肾精亏损,扶阳壮精。

第二十一章　民间医术的推疳捏积

在日常生活中,小儿脾胃虚弱经常造成食欲低下和食积为疳的现象。通过对小儿推拿施术,采取推疳捏积之法,可以通调脾胃,使小儿充分吸收后天精微物质,强健小儿五脏、六腑、气血、筋骨等,使小儿健康地发育成长,从而扶正祛邪,抗御六淫和疫毒的侵袭。

一、聚积停滞

小儿食积停滞多因内伤乳食,停滞不化,积而不消,结聚胃肠,气行受阻,不思饮食,形体消瘦,大便不调,使脾胃功能损伤。造成气、血、痰、食等相夹杂,在体内停聚,如气滞、血瘀、痰凝、食积。临床中小儿的积聚停滞最常见的有以下3方面:

1. 奶积　为2岁以前的婴儿常见病症。因喂养不当,婴儿乳食无度,过食生冷或不易消化的食物;或夜睡喂养,因婴儿活动量小,长期奶积停滞;因小儿先天禀赋虚弱,易伤风寒,致使乳食停滞胃肠,积而不消,损伤脾胃功能。另外,因婴儿先天阳气充足,感受风热,加上奶食燥热之物,热上加燥,大便不下,见热极烧心,手心发烫,喜饮水而少食,耗伤脾胃津液等而成为奶积。

2. 食积　为2岁以上小孩的常见病症。因小儿饮食不节,过食肥腻、生冷、香甜食物,蓄积于胃肠,而致不思饮食,恶心呕吐,腹胀腹痛,烦躁不安,大便臭秽,完谷不化等,致使脾胃虚弱。

或因湿邪犯脾,喜饮冷水,见疲乏无力、困倦等,致使脾脏升发转输功能减弱而成为食积。

3. 虫积 为小儿饮食不洁,过食生冷食物、香甜之物所致。造成面黄肌瘦,精神萎靡,食欲缺乏,恶心腹痛,睡眠不安,夜间磨牙,喜吃零食,生冷之物等,使脾、胃、大肠功能减弱,内耗营养,造成体内虫积。

二、积滞成疳

疳证比积滞更为严重,积为疳之母,疳由积滞所转化而成。患疳积的小儿经常面黄肌瘦,青筋暴露,皮毛焦枯。根据临床经验疳证可分为:

1. 肝疳 即筋疳、眼疳。肝主疏泄条达,肝藏血,主全身筋甲,开窍于目。小儿肝疳,多因小儿情绪抑郁,饮食不调,使肝郁化火,积热内生。临床中可见小儿面目爪甲发青,青筋暴露、形体消瘦、心烦性烈等。

2. 心疳 即舌疳。心主血脉,其华在面,开窍于舌。小儿心疳,多因饮食无度,滞热内生,传至心经,引起心火与积滞之热。临床中可见小儿面红,壮热虚汗,烦急惊悸,夜睡磨牙,口舌生疮,厌食消瘦,吐泻不止等。

3. 脾疳 即口疳。脾主运化,统摄全身血液,又主人体的肌肉、四肢,其荣在唇,开窍于口。小儿脾疳,多因积滞首犯脾脏所致,临床中可见小儿面黄肌瘦,腹部胀满,口干燥渴,大便黏臭,心下痞硬等。

4. 肺疳 即鼻疳、气疳。肺主气,司呼吸,朝百脉,外合皮毛,开窍于鼻。小儿肺疳,多因小儿滞热内生,传至肺脏,使滞热与肺气相连,临床中可见小儿面色发白,咳嗽气逆,毛发焦枯,肌肤干燥不润,鼻周生疮,发热怕冷等。

5. 肾疳　即骨疳、脊疳、牙疳。肾主骨,生髓,通脑,其华在发,开窍于耳。小儿肾疳,多因先天元阳不足与后天失养所致。临床中可见小儿囟门闭合过晚,双膝关节肿大,牙齿萌发过迟,走路迟,骨瘦如柴,面色发黑,足冷腹痛和腹泻等。

三、推背捏积

人体背部主要是足太阳膀胱经与督脉循行路线,其中足太阳膀胱经在背部的主要穴位有:膀胱俞、小肠俞、肾俞、三焦俞、胃俞、脾俞、胆俞、肝俞、膈俞、督俞、心俞、厥阴俞、肺俞、膏肓俞等。每一个俞穴均与每一脏、腑有密切的联系。而督脉的主要背部穴有长强、腰阳关、命门、中枢、筋缩、至阳、灵台、神道、身柱、陶道、大椎等。督脉主统全身阳气,自下而上贯通脊背、络肾通脑。

1. 推背　一般是沿膀胱经或督脉由上而下和由下而上地推揉摩擦。按足太阳膀胱经从头到足循行的特点,沿足太阳膀胱经从上向下推为补,反之为泻。按督脉内起丹田,从龟尾处向上循行到百会的特点,沿督脉从下向上推为补,反之为泻。两条经脉的循行关系正好相反,所以临床推拿施术,多采取平补平泻之法。

2. 捏积　一般是从长强处起依次往上拿捏提走。由于通过足太阳膀胱经脉的各种俞穴拿、捏、提动和督脉阳经穴的振奋,可使相关的内脏、内腑机能得到调节,推动全身气血,排出体内黏滞之气,开导脾气升发和精微物质转输分布的作用,从而平抑脾胃积滞之热和清泻肝肾虚火之热。

四、掐运消疳

小儿推拿在历代医籍中都有很重要的地位,而推拿施术又多采用在远端手掌上取穴的方法,疗效也很显著,一般人不知其奥秘何在,通过理论与临床的总结,我们可以解开这个谜。

小儿为娇嫩之脏,纯阳之体,体内脏腑功能尚未健全,体内经络尚不能通调传导。故内脏变化的反应,多通过骨骼、气血直传于掌心。所以小儿食积停滞可出现掌心潮热;小儿疳积,常见体表青筋外露。小儿手三关的经脉,更能反映其内脏的变化。反过来在小儿手掌上的特定穴施术,也同时可以调理内脏疾病,这就是民间习用的小儿推拿常施术于手掌的缘故。

掐运消疳也正是根据小儿这一特点,在小儿手掌上推运脾土,运转内、外八卦,分推阴阳和掐揉四缝穴、五经纹、二扇门等特殊小儿穴,达到消除疳积,健脾和胃的目的。

推运脾土有治消化不良,泄泻呕吐,疳积的作用。运八卦有调理气血,平衡阴阳的作用,治胸闷、咳嗽,呕吐泄泻。分阴阳有治寒热往来,气血不和,呕逆泄泻等作用。掐揉五经纹有调理脏气等作用,治气血不和,寒热往来,腹胀腹痛。

五、动腹导滞

小儿常因食积停滞,致使腹部胀满,胃肠滞热内生,长久而积,且可由积转化为疳。所以,临床推拿施术中,可以直接调理脘腹,顺导气滞,疏通积聚。通过推拿手法,点揉中脘、脐中、建里等穴,拿提任脉,振荡脘腹,通调脏腑气机,引浑浊之气下行,升清新精微物质转化于脾脏。

另外,寒热相争,结聚于脘腹,出现脘腹疼痛,呕吐泄泻或大便秘结,小便黄赤等症状,通过揉动脘腹部,有祛散寒邪,燥动湿热,滋阴固阳,生津和胃等作用。使脾胃健运,运化功能和输布升发功能正常。

六、泻木培土

小儿为纯阳之体,往往阳盛而阴弱。临床中常见小儿阳亢症状,如心烦哭闹,舌红口渴,大便秘结,面红发烧等。阴弱症状一般为脾胃虚弱,易于伤风感冒,形体消瘦,面无血色等。所以,临床推拿施术,应充分掌握泻阳扶阴之法,清泻阳热,滋补阴虚,使阴阳平衡。在小儿推拿术中泻阳,主要是泻木培土,即泻肝健脾。因肝脏常有余,而脾脏常不足,按小儿的特定穴分布,采取推行下六腑可清泻脏腑湿热,治便秘,发热多汗等症。清天河水有清心经烦热,降肝火逆,治热证发烧等作用。揉总筋有调肝镇惊,主治惊风,肠鸣吐泻,口内生疮等作用。通过以上小儿推拿手法,可以起到培土健脾,和胃安神等作用。所以,小儿推拿手法的泻木培土也是一个辩证的观点,运用得当,临床收效十分显著。